¿SE PUEDE MORIR
POR UN
CORAZÓN ROTO?

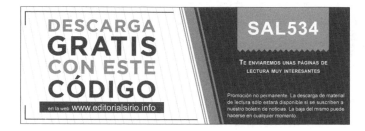

Título original: CAN YOU DIE OF A BROKEN HEART
Traducido del inglés por Elsa Gómez Belastegui
Diseño de portada: Editorial Sirio, S.A.
Maquetación y diseño de interior: Toñi F. Castellón

©   de la edición original
    Nikki Stamp 2018

    Edición original publicada en 2018 por Murdoch Books, un sello editorial de Allen & Unwin

©   de la presente edición
    EDITORIAL SIRIO, S.A.
    C/ Rosa de los Vientos, 64
    Pol. Ind. El Viso
    29006-Málaga
    España

www.editorialsirio.com
sirio@editorialsirio.com

I.S.B.N.: 978-84-17399-45-0
Depósito Legal: MA-17-2019

Impreso en Imagraf Impresores, S. A.
c/ Nabucco, 14 D - Pol. Alameda
29006 - Málaga

Impreso en España

Puedes seguirnos en Facebook, Twitter, YouTube e Instagram.

Dra. Nikki Stamp

¿SE PUEDE MORIR
POR UN
CORAZÓN ROTO?

El dolor, el estrés
y las emociones dañinas
enferman nuestro corazón

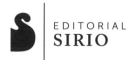

EDITORIAL
SIRIO

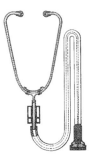

ÍNDICE

Para Taolo Masilonyane-Jones,

un caballero y un erudito,

presente siempre en el recuerdo.

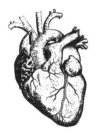

¿POR QUÉ ES TAN ESPECIAL EL CORAZÓN?

¿Cuándo ha sido la última vez que has pensado en cómo funciona el cuerpo por dentro? ¿Te has parado alguna vez a imaginar cómo entra el aire en el pecho y cómo sale? Quizá te has preguntado cómo les indica el cerebro a los músculos que se muevan para que puedas andar. En algún momento, tumbado en la cama despierto, ¿has cavilado sobre cómo sabe el corazón cuándo latir deprisa y cuándo despacio? No es algo que acostumbremos a hacer, principalmente porque no es necesario.

Lo asombroso del cuerpo es que gran parte de lo que sucede en él ocurre entre bastidores: no necesitamos ordenarle al corazón que palpite ni a los pulmones que respiren; el intestino procesa automáticamente los alimentos que le damos, y cuando queremos caminar, el cerebro se encarga de que las piernas se pongan en movimiento. Es fácil acostumbrarnos a que es así y no concederle importancia. Pero la realidad es que tenemos un cuerpo extraordinario y no nos paramos lo suficiente a apreciar de verdad lo fantástico que es.

Desde pequeña me ha fascinado cómo funciona el organismo humano. De mayor, y como cardióloga, he restringido esa obsesión solo al pecho. En el folklore y en la medicina antigua el corazón se consideró siempre el núcleo mágico, dador de vida, y eso es exactamente lo que a mí me parece. En estas páginas, quiero hablarte de lo que he aprendido sobre este fascinante órgano que late sin parar en el pecho y que sientes que se alborota cuando te entusiasmas y retumba cuando estás nervioso. Quiero que sientas tanto amor por tu corazón que cuides de él con tu mente, tu cuerpo y tu alma. Me siento afortunada por poder contemplar corazones prácticamente todos los días y considero que es mi misión hacer todo lo posible por que a ti te cautive y te enamore tanto como a mí. Quiero emprender contigo un viaje de descubrimiento para que aprendas cómo late tu corazón y empieces a valorar de verdad cada uno de sus latidos.

El corazón es, básicamente, una bomba; una bomba y también un enigma, pues esa sencillez tan básica es posible gracias a complejidades sobre las que todavía sabemos muy poco. Está estructurado con tal meticulosidad que, sencillamente, funciona a la perfección.

La cirugía cardiovascular lleva practicándose desde hace apenas sesenta años. Antes de eso, no se sabía lo suficiente sobre el corazón como para poder abrirlo, arreglarlo y luego volver a colocarlo todo en su sitio. Hace poco más de un siglo, en 1912, un médico llamado Stephen Paget aseguró que la medicina había alcanzado el culmen de cuanto le era dado saber sobre el corazón y lo que podía hacer por él. Era a su entender un órgano tan vital, imprescindible para la vida, que consideraba una temeridad irrumpir en el pecho para entender cómo funcionaba y reparar sus mecanismos internos, una conclusión muy alejada de los avances que en la misma época se estaban consiguiendo en otras áreas de la medicina y la cirugía. Resultó que estaba equivocado; es increíble lo que hoy somos capaces de hacer para arreglar un corazón roto.

Desde el año 400 a. C., los anatomistas y los filósofos han debatido la función y la relevancia del corazón. Aristóteles dedujo acertadamente que era el centro de la circulación sanguínea del cuerpo y un órgano vital, y a lo largo de los siglos las mentes más brillantes han intentado entender tanto el lado físico como el espiritual de este órgano.

Me gustaría presentarte al corazón, hablarte de todas las particularidades que lo hacen maravilloso y especial y contarte lo que necesita para estar sano. Te explicaré por qué estar deprimido lo puede enfermar, y en cambio dormir bien le puede dar salud. Me gustaría referirme también a algunos «dueños de corazones» a los que he conocido en el trabajo de cirujana y que me han dejado una huella especial.

No es mi intención darte una lista de lo que debes hacer a diario para estar sano, ni un plan que debas seguir. Quiero compartir contigo mi fascinación, y tengo la esperanza de que el funcionamiento del corazón te cautive tanto como a mí. Apuesto a que, si sabes lo prodigioso que es, querrás cuidar de él todos los días.

Tu corazón es tuyo y actúa de formas increíbles: late dentro de tu pecho y bombea sangre, siente miedo y te ayuda a correr. Quiero explicarte un poco de lo que sé sobre esta pequeña bola de músculo y enseñarte a amar física y emocionalmente un órgano tan hermoso. Ni un plan de prácticas ni una lista de instrucciones: estás ante una especie de exposición guiada, para que puedas enamorarte de tu corazón y cuidar de cada uno de sus bellísimos latidos.

MI CAMINO AL CORAZÓN

De niña me fascinaba cómo estaba armado el cuerpo humano y cómo encajaban los distintos engranajes para formar esta máquina prodigiosa. Leía con pasión sobre el funcionamiento de sus órganos: cómo latía el corazón, cómo respiraban los pulmones, cómo veía el ojo el mundo que nos rodea e incluso cómo se defecaba. No me malinterpretes, leía también libros de fantasía y aventuras como cualquier niña de mi edad, pero eran los libros sobre el cuerpo los que de verdad me cautivaban: libros de anatomía, sobre el corazón, el ojo y los huesos. Me sabía de carrerilla los manuales de primeros auxilios y estaba preparada para actuar de inmediato en caso de emergencia.

Cuando tenía seis o siete años, la bibliotecaria llamó a mi madre preocupada por que no me interesaran los libros apropiados para mi edad; con esto entendimos que se refería a más libros de Enid Blyton y menos de anatomía. Veinte años después, aquella fascinación no solo no ha desaparecido sino que hoy es mi profesión. Ahora, en lugar de estudiar atentamente libros y láminas, estudio cuerpos humanos casi todos los días en mi vida de cirujana cardiotorácica, es decir, del corazón y los pulmones. Me siento inexpresablemente afortunada por poder reparar corazones rotos.

Mi camino hasta la medicina no fue lo que se dice claro y recto. Quería a toda costa ser artista y hacer musicales, pero mi padre, un ingeniero muy pragmático, me propuso (con insistencia) que antes estudiara alguna carrera «de verdad». Así que iba a estudiar contabilidad; sin embargo, una breve enfermedad, por la que estuve ingresada en el hospital justo antes de los exámenes finales del instituto, me hizo darme cuenta de que las hojas de cálculo no eran lo mío y de que había algo distinto que quería hacer. Esta experiencia, que me permitió ver al personal del hospital velar por los pacientes, atentos al funcionamiento y los fallos de sus cuerpos, pero también al lado más humano de lo que significa cuidar de otra persona, me llevó a relegar la contabilidad al último puesto de la lista.

Como estaba empeñada en dedicarme al teatro y no creía tener aptitudes académicas, pensaba que muchas carreras quedaban automáticamente descartadas. Un día, mi padre retiró los prospectos de universidades y programas de cursos que habían ido amontonándose sobre la mesa y me hizo una pregunta muy simple: «Si pudieras hacer lo que quisieras —olvídate de las notas y las asignaturas—, ¿qué te gustaría hacer?». Para sorpresa de ambos, sin dudarlo un instante la respuesta fue «medicina». Mi cerebro había rescatado de algún sitio aquella fascinación de la niñez. Quedaba poco tiempo, y me puse a estudiar de inmediato para intentar entrar en la universidad. No fue fácil, pero lo conseguí, y nunca he mirado atrás.

Quizá, aunque no me diera cuenta, estaba claro desde el principio que un día sería cirujana. El motivo podría decir que fue el hecho de haber crecido con un padre ingeniero que estaba siempre arreglando o fabricando cosas en casa. Hasta se hizo un yate. En el salón. Si unimos esto al talento de mi madre para el lenguaje y las comunicaciones, y a su extraordinaria atención a los detalles, el resultado es una cirujana. Me maravillaba que la cirugía pudiera producir un cambio inmediato y significativo en una vida humana: había un tumor, se extirpaba; una obstrucción, se sorteaba con un baipás; un dolor, el escalpelo y un par de manos diestras lo desterraban definitivamente.

La cirugía cardiovascular no fue, sin embargo, a lo que pensé dedicarme desde el principio. Una vez terminada la carrera, para elegir una especialidad los médicos van rotando por distintos ámbitos de la medicina a fin de completar satisfactoriamente su formación y tener una experiencia práctica de las diversas posibilidades profesionales. Yo estaba ansiosa por ser cirujana ortopédica o plástica y especializarme en cirugía de la mano. Mi madre sufría un tipo terrible de artritis y le habían implantado la primera prótesis de cadera a los cuarenta años; estaba decidida a curarla. Sin embargo, por una especie de «trueque» que acepté para poder optar luego a hacer prácticas de cirugía ortopédica, tuve que dedicarme un tiempo a la cirugía cardiotorácica, que en realidad no me interesaba demasiado. Hasta que me encontré delante de un corazón: fue amor a primera vista, y ya no me quise ir.

Aunque en aquel momento fuera una sorpresa, parece ser que lo de la cirugía cardíaca se veía venir desde hacía ya mucho. Cuando mis padres se mudaron y vendieron la casa en la que pasé mi niñez, mi madre se encontró con todos los recuerdos que había ido guardando de mi hermano y míos desde que éramos niños. Entre las bandas de primer puesto en las competiciones de atletismo (de mi hermano) y las bandas de participación (mías), estaba mi diario de tercer curso de primaria. No me acordaba de él, pero en la página titulada «Cuando sea mayor», había escrito: «Quiero ser cirujana del corazón y terminar el trabajo del doctor Victor Chang». El doctor Chang era un cirujano cardiovascular de Sídney y uno de los primeros en practicar un trasplante de corazón en Australia. Murió de un disparo en 1991, antes de poder alcanzar su objetivo, que era lograr un corazón artificial duradero. No hay duda de que tenía ya por entonces aspiraciones muy elevadas, para ser una niña de ocho años.

Me acuerdo de ver al doctor Chang en la televisión hablando del corazón artificial que estaba fabricando para remediar la escasez de corazones donados que podían trasplantarse. No parecía que pudiera estar diciéndolo de verdad, era como ciencia ficción. Recuerdo a Fiona Coote, la australiana más joven en someterse a dos trasplantes de corazón, después de que un virus le debilitara el suyo. Otras niñas querían ser bailarinas o agentes de policía, pero Chang me inspiraba mucho más que la bailarina más grácil o la princesa más hermosa. No deja de ser curioso que me olvidara por completo de todo eso durante tantos años, y aun así acabara encontrando el camino hasta la cirugía cardíaca.

Es impresionante ver por primera vez un corazón en vivo. El esternón se ha dividido y retirado con un separador y el órgano vital que hay debajo de él queda a la vista. Incluso mientras invadimos el espacio que ocupa en la cavidad del pecho, sigue latiendo. Tocar un corazón que late y percibir cada una de las contracciones que bombean la sangre y la hacen circular por el cuerpo entero y llegar a todos los órganos vitales tiene algo de mágico. Los cirujanos podemos parar un corazón para operarlo y luego, cuando la intervención termina y se restablece la normalidad, sigue funcionando; vuelve con toda naturalidad a hacer su trabajo, esperemos que mejor que cuando interrumpimos bruscamente su actividad.

Pero a pesar de esa resiliencia, que tanto me admira, el corazón es delicado y todos los corazones son en cierto modo distintos. Uno de los primeros trasplantes que presencié fue el de una mujer que había nacido con un tipo muy grave de defecto cardíaco genético. Iba a practicársele un trasplante de corazón y pulmón, que es uno de los tipos de trasplante menos frecuentes. No puedo explicar lo que se siente al asomarse y ver la cavidad del pecho vacía. Cuando a continuación llega el inestimable regalo y los órganos recién donados se implantan y empiezan a funcionar, parece magia o ciencia ficción. Doce años después de aquel día, la sensación de estar presenciando un acontecimiento mágico es la misma.

Todavía recuerdo algo que viví casi al principio, con un paciente al que acababa de practicársele un trasplante de pulmón. Lo visité en la unidad de cuidados intensivos dos días después de la intervención. Le pregunté cómo se encontraba. Me miró y dijo: «No tiene usted ni idea de la sensación tan maravillosa que es respirar». En aquel momento, supe que el pecho y sus órganos prodigiosos me habían atrapado y que nada podría replicar la fascinación que sentía. La maravilla que es la ciencia del corazón y lo afortunada que me siento por que se me permita entrar en la vida de una persona en su momento más vulnerable, cuando se encuentra en las circunstancias más difíciles y decisivas, y es de esperar que ante el mayor de los triunfos, son las dos razones fundamentales por las que me apasiona mi trabajo.

He pasado de ser una joven médica asombrada y cándida a ser una médica asombrada y menos cándida y joven. En lugar de sujetar separadores u observar en silencio el corazón y a quienes operan en él, he ascendido de rango. El proceso para llegar a ser cirujano es como cualquier otro aprendizaje, solo que muy largo. Ahora, soy la «fontanera fina», como solía decir uno de mis mentores, dedicada a restituir el flujo sanguíneo a los corazones enfermos y es de esperar que, con ello, a cambiar el curso de muchas vidas. A veces me olvido de la seriedad que tiene lo que hacemos para ganarnos la vida mis colegas y yo; me dejo absorber por el aspecto rutinario del trabajo y solo una vez que me paro y pienso en ello me acuerdo de lo espectacular que es en realidad.

Es muy importante. Es sumamente importante, si se me permite decirlo. Es un trabajo extraordinariamente divertido, y extraordinariamente serio a la vez. Los cirujanos cardiotorácicos dedicamos gran parte de nuestro tiempo a la cirugía de revascularización coronaria, es decir, a unir con un hilo vasos sanguíneos de entre uno y dos milímetros de grosor, apenas más gruesos que un cabello humano; practicamos un corte en el corazón, en el sitio exacto desde el que podemos acceder a la válvula enferma y la reparamos o la reemplazamos por una nueva; reinstalamos el sistema de «tuberías» en los casos en que de entrada no estaban instaladas correctamente, o hacemos quemaduras muy concretas en el músculo del corazón a fin de redirigir su electricidad como es preciso y que sus latidos dejen de ser irregulares o demasiado rápidos. Muchas veces, para hacer todo esto, paramos el corazón y utilizamos la técnica de derivación cardiopulmonar, para lo cual conectamos al paciente a una máquina que realiza el trabajo del corazón y los pulmones mientras los del paciente están parados para ser intervenidos. La máquina opera bajo la atenta vigilancia de un perfusionista clínico, que se asegura de que el cuerpo entero reciba la sangre y el oxígeno necesarios mediante esta bomba de circulación extracorpórea que es el soporte vital del paciente.

Son muchas las personas que intervienen en una operación de corazón. Además del equipo quirúrgico, que puede estar compuesto de dos o tres cirujanos, dos anestesistas y dos o tres enfermeros, que trabajan todos juntos en la intervención, el equipo es en realidad más extenso. Desde el momento en que el paciente ingresa en el hospital hasta el día en que se le da el alta médica, son innumerables los especialistas, las enfermeras y demás profesionales de la salud que lo atienden y tratan con su familia para lograr una plena recuperación.

EL CORAZÓN EN TODA SU MAGNIFICENCIA

Para que puedas entender qué es lo que tanto me cautiva del corazón, de este maravilloso órgano que ha fascinado a artistas y científicos por igual, antes necesito explicarte lo que ocurre dentro del pecho. El corazón es uno de los primeros órganos en formarse. A las cuatro semanas, el feto tiene un corazón con cuatro cavidades, todavía muy primitivo, que empieza a latir. Es diminuto, del tamaño de una bellota, o quizá una baya de eucalipto, y sin embargo tiene una gran responsabilidad. A medida que el feto se desarrolla y crece, el corazón se va haciendo cada vez más complicado, y aumenta hasta el punto de que, tras el nacimiento, con su latido es capaz de mantener con vida al recién nacido. Y nunca deja ya de latir hasta el día que morimos.

Aprieta el puño. Ese es aproximadamente el tamaño que tiene tu corazón. Ahora piensa en la pequeña baya de eucalipto y en el proceso tan largo que ha vivido tu corazón hasta llegar a ser lo que es. El corazón humano está dividido en dos lados, izquierdo y derecho, y cada uno de ellos tiene dos cavidades: una aurícula y un ventrículo; es decir, tenemos una **aurícula izquierda**, una **aurícula derecha**, un **ventrículo izquierdo** y un **ventrículo derecho**. El corazón está envuelto en un saco fibroso llamado **pericardio**, alojado justo detrás del **esternón** (el hueso del pecho), ligeramente a la izquierda. Está acomodado junto al pulmón izquierdo, sobre todo, pero prácticamente lo rodean ambos pulmones.

El lado derecho del corazón tiene dos funciones principales. La aurícula derecha recibe del cuerpo la sangre desoxigenada que ha alimentado a todos los tejidos hambrientos que forman la piel, los huesos, los músculos, el intestino y el hígado. Desde la aurícula derecha, la sangre viaja a través de la **válvula tricúspide** al ventrículo derecho, que se comprime entonces con fuerza e impulsa la sangre a través de la **válvula pulmonar** para que salga por la **arteria pulmonar**. Esta es la primera tarea importante: la sangre viaja por los pulmones para reabastecerse de oxígeno y expulsar el dióxido de carbono que luego espiraremos.

La segunda labor consiste en que el ventrículo derecho dé el impulso necesario para que la sangre recién oxigenada salga de los pulmones y viaje hasta la aurícula izquierda a través de las **venas pulmonares**. La aurícula izquierda drena su sangre renovada a través de la **válvula mitral** hasta el ventrículo izquierdo. A partir de aquí, la acción se intensifica. El ventrículo izquierdo es, por así decirlo, el culturista del corazón: más grueso y musculoso que el derecho, cuando se contrae, impulsa la sangre a una velocidad de dos metros por segundo a través de la **válvula aórtica** para que entre en la **aorta**. La aorta es el principal vaso sanguíneo del corazón y distribuye la sangre por todo el cuerpo para alimentar los tejidos encargados de que este duerma, digiera, corra, piense, tenga hijos, cante... lo haga todo.

Hay otro par de elementos importantes que ayudan al corazón a hacer su trabajo: las **arterias coronarias**, que tienen una importancia sustancial. El corazón es, básicamente, un gran saco de músculo, y, para cumplir su función, el músculo necesita nutrientes, sobre todo oxígeno y glucosa. Las arterias coronarias reparten sangre al corazón entero a través de una red muy intrincada y se aseguran de que todas las células cardíacas reciban este precioso fluido. Las principales arterias coronarias son tres: la arteria coronaria izquierda, que se bifurca en la arteria descendente anterior y la arteria circunfleja; la arteria interventricular izquierda, y la arteria coronaria derecha. Cuando se produce una obstrucción o interrupción del riego sanguíneo en una arteria, la consecuencia es un **ataque al corazón** o **infarto de miocardio**.

La otra parte importante del corazón es su sistema eléctrico, que no se diferencia demasiado de la instalación eléctrica de nuestra casa. Como indudablemente sabes, el corazón late sin que se lo ordenes. ¡Menos mal, porque un instante de distracción podría ser catastrófico! El cableado del corazón se denomina **sistema de conducción** y permite que la electricidad que estimula las diversas partes del músculo cardíaco opere correctamente y a la velocidad apropiada.

Cuando el corazón late, lo hace en perfecta sincronía. La sangre pasa de cada aurícula al ventrículo del mismo lado; es decir, al contraerse, las aurículas transfieren hasta la última gota de sangre a los ventrículos. Luego, para hacer llegar la sangre de los ventrículos a los pulmones y al cuerpo entero, las fibras musculares de los ventrículos se comprimen y expulsan la sangre con tanta fuerza que la válvula pulmonar y la válvula aórtica se ven obligadas a abrirse, y la sangre sale entonces disparada de cada una de estas dos grandes cavidades. No es solo que los músculos de los ventrículos se compriman, sino que lo hacen ateniéndose a un patrón predecible. Las fibras musculares están dispuestas en una especie de espiral alrededor de la cavidad ventricular, de modo que, cuando se contraen, el efecto es semejante al de escurrir un trapo para extraer de él hasta la última gota de líquido. Cuando pienso en los pequeños detalles tan fascinantes del corazón, me admira el ingenio de sus sutilezas. Aunque se hayan precisado muchos años de evolución, es asombroso que el resultado sea una máquina tan exquisitamente sincronizada y precisa.

Cada día, el corazón humano late unas cien mil veces, a un ritmo de unos setenta latidos por minuto. A diferencia de los brazos o las piernas, no se cansa, no necesita descansar, no se fatiga. Imagina hacer cien mil flexiones de bíceps en un día. Es impensable; los músculos se agotarían muy pronto y notaríamos un terrible dolor de brazos. El corazón, en cambio, es muy listo y puede latir a ritmos distintos. Cuando hacemos ejercicio, llega a latir hasta ciento noventa veces por minuto o más, pero cuando estamos dormidos y el cuerpo utiliza menos energía, el ritmo puede reducirse a cuarenta latidos por minuto durante toda la noche. A lo largo de toda una vida, el total será de más de tres billones de latidos.

El corazón es como una máquina o un aparato del que, una vez programado, podemos olvidarnos: mientras tenga riego sanguíneo, funciona; no requiere que el cerebro le ordene que lata, a qué velocidad ni cuándo. Las células del músculo cardíaco son tan increíblemente eficientes que, mientras la sangre les aporte los nutrientes que necesitan, es decir, oxígeno, glucosa y ácidos grasos, latirán rítmicamente, y lo harán todas al unísono, el resultado de lo cual es una bomba efectiva y coordinada.

Las funciones del corazón y su forma de operar, desde su capacidad general para bombear sangre hasta aquellos procesos que solo pueden apreciarse con microscopios muy potentes, van de lo más simple a lo más exquisitamente complejo. Pero lo que está claro es que cuando pensamos en lo que hace el corazón, en la perfección, la belleza y la inteligencia con las que funciona a lo largo de toda nuestra vida, solo podemos calificarlo de extraordinario.

CUANDO ALGO VA MAL

A pesar de su admirable sincronía, el corazón es propenso a tener problemas, igual que cualquier máquina. Algunos de ellos son de nacimiento, otros están determinados por nuestros genes y otros son problemas que desarrollamos a lo largo de nuestra vida como consecuencia del tabaco y de otros hábitos relacionados con la alimentación y el ejercicio que alteran su delicado equilibrio.

El ataque al corazón es el más común. Ocurre cuando se produce una obstrucción en una de las arterias coronarias, lo cual tiende a suceder con el paso de los años, cuando los vasos sanguíneos reaccionan a factores como las grasas y los azúcares que ingerimos, el humo de los cigarrillos o un cambio que responde a nuestros genes, a nuestro sexo o a la tensión arterial. En las paredes interiores de las arterias coronarias se forman depósitos de grasa, denominados placas de **ateroma**, que las van obstruyendo y estrechando. Cuando la obstrucción es total, normalmente a causa de un coágulo superpuesto a la placa, a veces la región del corazón que irrigaban esas arterias muere, o a veces se queda paralizada. Cuanto más dura el bloqueo, más graves son las lesiones que se producen en el músculo, y la acción de bombeo del corazón puede resultar afectada muy seriamente. La **angina de pecho** se produce cuando las arterias coronarias están parcialmente obstruidas y no pueden suministrar sangre de buena calidad; es similar a un ataque al corazón, pero no reviste la misma gravedad. Ambos suelen considerarse **enfermedades cardiovasculares**, o **cardiopatías**, y estas, en particular las que afectan a las arterias coronarias, son la principal causa de muerte tanto en hombres como en mujeres en la mayoría de los países desarrollados, entre ellos Australia, Estados Unidos y el Reino Unido.

En estos países, las enfermedades cardiovasculares causan tres veces más muertes entre las mujeres que el cáncer de mama, y sin embargo la mayoría no lo sabemos; seguimos pensando que es una enfermedad de hombres, que afecta a nuestros padres, tíos, hermanos o maridos. La Fundación Australiana del Corazón ha descubierto que solo tres de cada diez mujeres creen que la posibilidad de sufrir un ataque cardíaco sea algo de lo que deban preocuparse.

Aún más alarmante es que el 90 % de las mujeres australianas tenga al menos un factor de riesgo cardiovascular (muchas de ellas, más de uno). A menudo se trata de riesgos que está en nuestra mano remediar, como fumar o la hipertensión arterial. Lo cierto es que las enfermedades cardíacas que sufren las mujeres son bastante diferentes a las que afectan a los hombres. Ellas tienen síntomas muy distintos, como pueden ser sentirse cansadas o quedarse sin aliento al hacer algo que solía resultarles fácil. Las obstrucciones se forman de manera diferente en el corazón de la mujer, debido al menor tamaño de sus vasos sanguíneos y a la protección del estrógeno. En realidad, la comunidad científica y médica sigue intentando descubrir los efectos que tienen en el corazón de la mujer los diversos tratamientos comúnmente utilizados en los hombres.

Las **válvulas** del corazón son estructuras altamente especializadas que garantizan que la sangre circule en la dirección correcta, dentro del órgano y a su salida para irrigar el cuerpo. Unas válvulas cardíacas sanas son preciosas: son finas y casi traslúcidas y recuerdan un poco a un paracaídas. Cuando la sangre ha acabado de pasar por ellas, vuelven a la posición original, es decir, se cierran; si hay sangre que quiere fluir en dirección contraria, batallará contra ellas como alguien que intenta subir por una escalera mecánica que baja, ¡agotador! Cuando la sangre retrocede, ese exceso de sangre que se queda vagando por el corazón en lugar de iniciar su viaje por el resto del cuerpo lo obliga a redoblar sus esfuerzos. Decimos, cuando esto ocurre, que una válvula tiene **regurgitación**. También es posible que una válvula se estreche mucho, en ocasiones casi a la mitad de su tamaño normal, lo cual hace igualmente que el corazón tenga que trabajar mucho más para bombear la sangre y hacerla circular. Se llama a esto **estenosis**, que bien puede ser resultado de la edad y del consiguiente desgaste que van sufriendo las válvulas o bien estar causada por una enfermedad, como la fiebre reumática o una infección de esa válvula cardíaca.

A veces el corazón presenta una enfermedad específica de su músculo y de las células musculares. Lo llamamos **miocardiopatía**, término derivado del latín y que significa «enfermedad del músculo cardíaco». Son muchas y muy diversas las afecciones que pueden conducir a este denominador común que es el músculo dañado, entre ellas una infección vírica, un infarto de miocardio o la genética, y en algunos casos no sabemos con certeza cuál de ellas es la causa. Una parte de quienes se encuentran en esta situación sufrirá una **insuficiencia cardíaca**: la función de bombeo está gravemente afectada y el corazón es incapaz de enviar al resto del cuerpo la cantidad de sangre suficiente para que este cumpla sus funciones. Esta anomalía puede agravarse tanto que a la persona que la padece le resulte sencillamente imposible realizar incluso las tareas más simples, como vestirse o caminar unos pasos. Algunos de estos pacientes acabarán necesitando un trasplante de corazón.

No todas las cardiopatías son adquiridas. Hay niños que nacen con problemas de corazón, es decir, con **cardiopatías congénitas**. Cuando el corazón no sigue el ritmo normal de desarrollo y crecimiento dentro del útero, el bebé nace con toda una posible diversidad de defectos cardíacos, entre ellos orificios en la pared septal (que separa el ventrículo derecho del izquierdo y la aurícula derecha de la izquierda), a los que se denomina **defectos septales auricular o ventricular**, respectivamente. En algunos casos, los defectos son tan complejos que la vida del recién nacido corre peligro y ha de ser sometido a una operación quirúrgica en sus primeros días de vida. Este es el tipo de defecto de nacimiento más común, hasta el punto de que uno de cada cien niños nace con un defecto cardíaco, y una tercera parte de ellos necesita al menos una intervención quirúrgica que le repare el corazón.

Es fascinante todo lo que sabemos sobre el corazón hoy en día, y, sin embargo, mañana podría descubrirse algo radicalmente nuevo que nos obligara a cambiar por completo de perspectiva. Lo mismo puede decirse de lo relacionado con cualquier otra parte del cuerpo; estamos continuamente aprendiendo. Hasta hace relativamente poco, no sabíamos nada sobre el ADN; en la actualidad, forma parte de la conversación cotidiana y es un tema que se saca a colación con regularidad en los programas televisivos. Lo mismo ocurre con la información sobre el corazón: continuamente va aumentando.

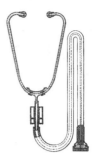

CAPÍTULO 1

¿PUEDES MORIR POR TENER EL CORAZÓN ROTO?

Apuñala al cuerpo y sanará, pero lastima al corazón y la herida durará toda la vida.

Mineko Iwasaki,
empresaria y escritora japonesa, antigua geisha

Piensa en la primera vez que alguien te rompió el corazón. Tal vez fuera la semana pasada o hace muchos años. La mayoría sabemos lo que es tener el corazón roto, y la mayoría hemos tenido además la mala fortuna de haberlo experimentado más de una vez. La aflicción emocional por perder a alguien, ya sea porque nuestra primera aventura amorosa ha tocado a su fin o porque ha muerto un ser querido, es de por sí desoladora. Pero el dolor de tener el corazón roto no es solo emocional.

Cuando estamos desconsolados y parece que se nos rompa el corazón, es posible que de hecho el corazón físico sufra. Sentimos una opresión en el pecho, o un dolor. Hay quienes lo describen como una puñalada en el corazón. Es un sentimiento desolador, y ese dolor que sentimos en el pecho por la persona que hemos perdido nos hace dudar de verdad si seremos capaces de seguir adelante sin ella. Tu familia y tus amigos te animan y te dicen que todo se curará con el tiempo. Y es así: tu corazón terminará curándose, aunque lo sientas amoratado y maltrecho, y es cierto que acabarás reuniendo las fuerzas para seguir adelante. Quizá incluso descubras que te has hecho más fuerte.

Se habla desde hace mucho sobre la conexión entre la mente y la salud física. No hace falta ir muy lejos para oír que el poder del pensamiento positivo puede cambiarnos la vida, y como parte de ella la salud física. Se dice que los pensamientos de curación ayudan al cuerpo a luchar contra la enfermedad. A los enfermos de cáncer o de alguna cardiopatía, por ejemplo, los animamos a que «combatan» la dolencia en su mente, a que visualicen un ejército de diminutos soldados que libran con valentía la batalla. Un debate de plena actualidad es la relación que hay entre el estrés y esta clase de enfermedades. El desconsuelo es una de las emociones más intensas que siente el ser humano. Cuando tenemos el corazón hecho un millón de pedazos, nos sentimos morir. La pregunta es: ¿tiene algo de real eso que sentimos? ¿Podemos realmente morir de desconsuelo, morir por tener el corazón roto?

En el 2016 falleció la actriz Carrie Fisher, y su partida dejó a hordas de seguidores de *La guerra de las galaxias* sorprendidos y apesadumbrados. Al día siguiente, su madre, Debbie Reynolds, murió de un infarto. Hay quien dice que su corazón y todo su cuerpo sencillamente se pararon. Desesperada por que la vida le hubiera arrebatado a su hija, Debbie «murió con el corazón roto». La prensa informó de que, el día después de morir Carrie, su madre solo quería reunirse con ella. Es una clase agridulce de desconsuelo.

LA RED DE PESCA JAPONESA

Desde una perspectiva médica, el síndrome del corazón roto es una realidad. Su nombre médico es **miocardiopatía o síndrome de takotsubo**, síndrome de abombamiento apical transitorio o miocardiopatía inducida por estrés. Este síndrome es similar a un infarto de miocardio: las emociones estimulan la secreción de inmensas cantidades de hormonas, que provocan espasmos en las arterias coronarias y las constriñen tanto que se reduce el suministro de sangre a las preciosas células del miocardio. Y cuando las células miocárdicas sufren esa restricción, dejan de bombear sangre correctamente.

Takotsubo es el nombre que se le da a un tipo determinado de vasija que los pescadores japoneses utilizan para la captura del pulpo. Su forma característica es un cuello estrecho que va ensanchándose hasta formar una base abombada. Cuando alguien presenta el síndrome de takotsubo, este es el aspecto que tiene su corazón. El cuello estrecho del corazón bombea sangre y la expulsa correctamente, pero la base (el vértice) del ventrículo izquierdo es el músculo cardíaco disfuncional que no bombea, de modo que se abomba.

Cuestiones como cuál es la causa de este síndrome, qué hormonas intervienen y cómo debe tratarse siguen siendo objeto de estudio. Empezó a denominarse síndrome del corazón roto cuando los médicos se dieron cuenta de que solían sufrirlo mujeres que habían recibido alguna noticia devastadora, y con mucha frecuencia después de la muerte de un ser querido. De hecho, uno de los primeros casos fue el de una mujer que acudió a un hospital muy importante de Massachusetts a comienzos de los años noventa del pasado siglo. Su descripción de los síntomas coincidía con el clásico dolor de pecho que todo el mundo, incluidos los médicos, asocian con un infarto de miocardio.

Cuando le realizaron una prueba para examinar las arterias coronarias, esperaban ver alguna obstrucción que fuera la causante del ataque al corazón. No había ninguna, pero la mujer les contó que su hija adolescente se había suicidado aquel mismo día. Pasarían años antes de que se utilizara el término *takotsubo* y de que los profesionales de la medicina consideraran que la conexión entre la mente y el corazón era más que simple folklore.

¿UNA AFECCIÓN FEMENINA?

Las mujeres tienen muchas más probabilidades de sufrir el síndrome del corazón roto. Hasta un 90 % de quienes padecen esta enfermedad son mujeres; en el 10 % restante, de pacientes varones, suele responder a la «conmoción» provocada por un trauma físico, y no emocional, como por ejemplo verse envuelto en una pelea. En algunos casos, esa «conmoción» se ha asociado con el uso de anfetaminas, que, al igual que el estrés emocional o el trauma físico, inundan los órganos de hormonas que supuestamente deberían ayudarnos a hacer frente a un adversario o a retirarnos (una respuesta de lucha o huida). Para confundir aún más la cuestión, los síntomas que presentan los pacientes se asemejan mucho a los del típico ataque cardíaco.

En febrero de 2011, un fuerte terremoto sacudió la ciudad neozelandesa de Christchurch, la segunda más importante del país, con una población de alrededor de trescientos cuarenta mil habitantes. El seísmo, de magnitud 6,3, se produjo justo después del mediodía. Además de la pérdida de ciento ochenta y cinco vidas y los incontables daños que sufrió la ciudad, el número de personas que acudieron a los hospitales con problemas cardíacos aumentó drásticamente. En el curso de los cuatro días siguientes, a veintiuna de ellas se les diagnosticó una miocardiopatía takotsubo, o inducida por el estrés. Por ponerlo en perspectiva, lo normal es que se atiendan solo unos poco casos en un año entero.

Como era de esperar por lo que ya se sabía sobre esta enfermedad, las veintiuna eran mujeres. La mayoría de ellas presentaba por lo demás un buen estado de salud: no eran fumadoras ni diabéticas, ni sufrían tampoco hipertensión arterial, que en general se consideran factores típicos de riesgo cardiovascular. Un año después del terremoto, todas las pacientes estaban vivas y en perfectas condiciones. Hay quienes sucumben a la afección y hay quienes, con el tratamiento adecuado para fortalecer el corazón, se recuperan bien.

LUCHA O HUIDA

El cuerpo de quienes sufren el síndrome del corazón roto bombea al torrente sanguíneo cantidades ingentes de hormonas como adrenalina, noradrenalina y dopamina. La adrenalina es una hormona que producen las glándulas suprarrenales y algunas células nerviosas del cuerpo. Es la causante de que el corazón se acelere y se dilaten las pupilas como si estuviéramos listos para la lucha, que es precisamente la razón de ser de la adrenalina: la respuesta de lucha o huida que se remonta a los tiempos en que nuestra vida dependía de que fuéramos capaces de escapar de los afilados dientes de los tigres. Hace que el corazón nos lata más deprisa, eleva la tensión arterial y nos hace sudar. Cualquier experiencia intimidadora o que nos cause un fuerte impacto emocional puede provocar la secreción de adrenalina.

Las investigaciones médicas siguen intentando descubrir los pormenores del síndrome de takotsubo, pero sí sabemos que con toda probabilidad las causantes de esta reacción son las hormonas. Cuando el cerebro recibe un impacto emocional, una determinada parte de él, la parte más primitiva, llamada hipotálamo, desata una reacción en cadena. Empieza por ordenarles a la glándula pituitaria y las glándulas suprarrenales, así como a los nervios del sistema nervioso autónomo, que bombeen adrenalina a raudales, y esta hace que los vasos sanguíneos del corazón se compriman, casi como si tuvieran miedo. Esto resulta particularmente apreciable en los vasos sanguíneos más pequeños, que se estrechan hasta el punto de interrumpir la irrigación sanguínea de las células miocárdicas. Al comprimirse todos los vasos sanguíneos, la tensión arterial se dispara y el corazón tiene que bombear sangre con muchísimo esfuerzo para hacer frente a la tensión sanguínea añadida, y como consecuencia desfallece.

Si hacemos una biopsia del tejido miocárdico de un corazón afectado por el síndrome de takotsubo, gracias al microscopio podremos ver lo que les sucede a las células. La súbita afluencia de adrenalina y otras hormonas del estrés daña las proteínas especializadas del interior de las células cuya función es hacer que estas se contraigan y, en consecuencia, el corazón bombee sangre. Algunos estudios muestran que las diversas partes de las células miocárdicas, incluidas las mitocondrias (las partes de una célula que le aportan la energía), aparecen dañadas. Las células de un corazón que padece una miocardiopatía de takotsubo sufren daños generalizados, probablemente debido a una especie de sobredosis interna de adrenalina.

Todo esto sirve para comprender que, como decía, el corazón es verdaderamente prodigioso, pero también verdaderamente vulnerable. Para comprimirse y cumplir la función de bombeo, las células del músculo cardíaco necesitan que la sangre, portadora de la glucosa y el oxígeno que les dan la energía y de electrolitos como calcio, potasio y sodio, entre en la célula y salga de ella, pues la sangre, además, se lleva consigo sustancias de desecho como el dióxido de carbono. Una vez que las células miocárdicas obtienen la energía que precisan y eliminan los productos de desecho que les sobran, se contraen y se acortan. Cuando las células miocárdicas del corazón entero reciben la sangre necesaria y ese corazón bombea sangre con cada latido, cumplen su función sin problema; ahora bien, si se interrumpen el riego sanguíneo y el sistema de evacuación de desechos, las células miocárdicas se ven afectadas, y si la interrupción dura demasiado, pueden morir. Si los daños del músculo cardíaco son considerables, estaremos ante un corazón que no tiene interés en seguir latiendo.

¿EL SEXO DÉBIL?

A pesar de lo mucho que a la sociedad le gustaría atribuir la incidencia del síndrome de takotsubo en las mujeres a su mayor tendencia a la emocionalidad, probablemente no sea una cuestión tan simple. La realidad es que los responsables son muchos otros procesos celulares, señales corporales y hormonas, y la ciencia médica sigue intentando concretarlos. Se sabe que intervienen, por ejemplo, factores como la forma en que el cuerpo metaboliza los ácidos grasos y la glucosa, que aportan energía a las células para que ejecuten sus procesos básicos, como moverse, fabricar proteínas o incluso crecer y dividirse. Y las células enfermas, como es el caso de las células musculares presentes en la miocardiopatía de takotsubo, podrían haber perdido la capacidad de aprovechar eficazmente esa fuente de energía.

Los estrógenos protegen el corazón, y, por tanto, cuando sus niveles descienden en la menopausia, este órgano puede volverse más vulnerable, sobre todo los vasos sanguíneos, que se tornan a veces extremadamente reactivos. Esto podría explicar el hecho de que la incidencia del síndrome de takotsubo sea mayor en las mujeres que en los hombres. Pero seguimos sin entender completamente por qué presentan esta disfunción algunas personas, o cuál es el nivel de estrés que inicia el proceso.

Un corazón que esté afectado por la miocardiopatía de takotsubo puede enfermar seriamente, lo cual a su vez puede hacer enfermar gravemente a su dueño. No tiene cura. Aplicamos tratamientos denominados en sentido amplio «medidas de apoyo»: medicamentos que alivian la tensión del corazón enfermo, medicamentos que contrarrestan los efectos perniciosos de hormonas como la adrenalina y medicamentos que relajan los vasos sanguíneos para facilitarle el trabajo al corazón. Los pacientes que se encuentren en estado más grave quizá necesiten otros fármacos que ayuden al corazón a bombear o eleven la tensión arterial para que todos los demás órganos vitales reciban sangre. En la mayoría de los casos, quienes sufren esta miocardiopatía experimentan una rápida y total recuperación en cuanto el corazón se recobra del diluvio de hormonas del estrés. Pero no en todos, y hay incluso quienes mueren por tener «el corazón roto».

LA REALIDAD ES QUE NO PUEDO LATIR SIN TI

Un viernes operamos a un caballero del que podría decirse que era «todo un personaje». Había tenido una vida apasionante y había enviudado pero en la actualidad vivía en pareja con una mujer extraordinariamente liberal. Se habían conocido por Internet cuando los dos tenían setenta años; habían iniciado una relación a distancia y finalmente se habían mudado a la misma ciudad para estar juntos. Sentían un gran amor por la vida, y era evidente que también el uno por el otro. Se los veía cómodos y atrevidos cuando estaban juntos, y tenían una vida social que haría sentirse como auténticos ermitaños a la mayoría de los jóvenes de treinta y tantos. Últimamente él no se había sentido bien, lo cual había apagado su plenitud, por lo que ella se había preocupado. A pesar de sus protestas de que no le ocurría nada, ella supo que no era cierto al verlo llegar a casa de su paseo diario con dificultad para respirar. Lo obligó a montarse en la ambulancia (¡suelen ser las mujeres las que obligan por la fuerza a sus parejas a hacer uso de la ambulancia!). Tenía una infección grave en uno de los pulmones y fue preciso intervenirlo para curar la infección, volver a inflar el pulmón y restablecer la respiración.

No sobrevivió a la operación. La infección era grave, y a los ochenta y dos años su cuerpo ya frágil no tuvo fuerzas para superar los daños que le había causado. Ni su chispa y su vitalidad ni su buena forma física, ni tan siquiera la vida y el amor tan maravillosos que compartía la pareja pudieron ganarles la partida a la infección y al estrés resultante de una intervención quirúrgica de importancia.

Siempre recordaré aquella noche. Llamé a su pareja, June, para darle la mala noticia. Vino al hospital de inmediato. Me dispuse a hacer la parte de mi trabajo que más detesto: contarles a los familiares de aquellos pacientes que no han sobrevivido a una operación lo que ha sucedido y cuánto me duele que haya sido así. Se estaba haciendo tarde y, aunque había sido una semana muy larga, el médico residente y yo pasamos más de una hora sentados con June y una enfermera. En principio, porque no queríamos dejarla sola mientras esperaba a que llegara su hija, pero luego por una razón muy distinta: nos sentamos a escuchar.

June nos habló con todo lujo de detalles sobre la vida que habían tenido juntos: cómo se habían conocido, las películas que les gustaban, sus hijos de matrimonios anteriores y cómo solía burlarse de él todo el tiempo porque era escocés y ella inglesa. Nos habló del grupo de *blues* al que habían oído tocar en el *pub* hacía solo dos semanas y de sus perros, empeñados en robarles las sábanas. Me quedé allí sentada, como hipnotizada por lo mucho que me había conmovido el relato. ¡Estaban tan enamorados y tan llenos de vida! Era maravilloso oírla hablar y ver su cara, que reflejaba la extraordinaria felicidad que se habían dado el uno al otro. Llorando, dijo: «No puedo creer que ya no esté. ¿Cómo voy a vivir sin él?». Yo empezaba a pensar lo mismo. No sé lo qué habrá sido de June, pero quiero pensar que su corazón fue lo suficientemente fuerte para sobrevivir.

EL ALMA DESCONSOLADA

No es raro leer sobre casos de esposos que mueren solo unos días o semanas después el uno del otro. Don y Maxine Simpson se conocieron en 1952 y se casaron poco después. Eran inseparables; lo hacían todo juntos. Maxine murió a los ochenta y siete años, y cuatro horas después Don falleció también. Es como un último aliento de verdadero amor, dos corazones que no pueden latir separados. No es exactamente el síndrome del corazón roto, sino otra forma que tiene el corazón de claudicar cuando el alma sufre desconsolada.

¿No te parece romántico? ¿No dirías que es la expresión suprema del amor: que el corazón esté tan roto que sencillamente ya no podemos seguir adelante con él? Es el argumento de películas muy populares, como *El diario de Noa*, en la que el romanticismo de ser auténticamente incapaz de vivir sin la persona amada se convirtió en un relato desgarrador. Estoy segura de que, por eso, cuando oímos contar la historia de alguien que muere porque tiene «el corazón roto», además de la tristeza que evoca, tiene algo de enternecedor. ¿Es posible que dos corazones estén tan entrelazados que sencillamente no puedan latir el uno sin el otro? Hace cientos de años, antes de que Leonardo da Vinci hiciera sus preciosos dibujos del corazón, los estudiosos creían de hecho que era la sede del alma.

Veo corazones casi a diario desde hace tiempo e inspecciono su interior, y todavía estoy por encontrar un alma en alguno de ellos, pero de algo estoy convencida: puede que el corazón no sea la sede ni el origen del alma o de las emociones, pero sin duda algunas emociones le afectan. Es en el pecho donde normalmente las sentimos con más fuerza: el dolor sordo y profundo cuando muere un ser querido, la presión de la ansiedad o la ingravidez ligada al amor o a la euforia. Si nos concentramos, podemos notar cómo retoza el corazón cuando estamos contentos o retumba cuando tenemos miedo. A veces sentimos que da un brinco al ver al ser amado. Y aunque es cierto que algunas de estas sensaciones son dichos populares, algunas son en verdad la reacción del cuerpo a las emociones.

Tal vez parezca una obviedad decir que el desconsuelo es igual de perjudicial para el cuerpo que para el alma. Si has perdido a alguien querido, sabrás de esa insoportable nube de dolor que envuelve todo lo que piensas y haces. Veo vivir el duelo de formas muy distintas. Hay quien lo vive con estoicismo y fortaleza. Hay personas muy pragmáticas, y otras que intentan ver el lado bueno y se dicen que el ser querido descansa ahora en paz o se ha reunido con otro miembro de la familia ya fallecido. Hay quienes sencillamente lloran, y quienes no encuentran consuelo. Una vez un familiar de un paciente me lanzó una mesa cuando le di la mala noticia. No lo juzgué por ello: la aflicción es un sentimiento muy cruel.

Presumiblemente a raíz de las noticias de parejas de ancianos que han fallecido poco después el uno del otro, se han efectuado algunos estudios sobre la muerte causada por tener el corazón roto. No debería extrañarnos que, al parecer, sea un fenómeno real. Se ha estudiado a muchas parejas distintas durante muchos años para averiguar qué sucede cuando el que ve morir al otro se queda sin el amor de su vida. Se lleva a cabo aplicando el método científico: se estudia a alguien que ha perdido a su pareja y se lo compara con alguien de edad similar que no ha perdido a la suya, con lo cual se reducen los factores de confusión. Es necesario cerciorarse de que el efecto que se aprecia es debido al dolor del duelo, y no a algún otro factor que trastoque los resultados, como podría ser en este caso la edad.

Lo que vemos es lo siguiente: independientemente de cuál sea el grupo que estudiemos, hombres o mujeres, maridos o esposas, incluso padres y madres, la tendencia sugiere que el riesgo de morir es más alto después de perder a alguien importante y querido. El riesgo se extrema en personas de edad avanzada (de más de setenta años) y en aquellos que han perdido a alguien recientemente, hace menos de treinta días. Un estudio llegó a mostrar que el día después de la muerte de un ser querido, el riesgo de sufrir un ataque cardíaco es dieciséis veces mayor de lo normal. Algunos estudios aseguran que la probabilidad de que un viudo muera en los primeros treinta días después de haber perdido a su pareja es sesenta y seis veces mayor. Es más frecuente que sean los hombres los que fallezcan poco después que su pareja. ¿A qué se debe este desequilibrio de sexos? La razón posiblemente sea que, al perder a su pareja, muchos hombres han perdido también a su única confidente, mientras que las mujeres es más probable que tengan un grupo de amigas de confianza. O podría deberse a que suele ser la mujer la que supervisa la salud del hombre, y, cuando se va, ya no hay quien lo obligue a cuidarse.

Los estudios han puesto de manifiesto que el cónyuge y el padre o la madre de alguien que se suicida tienen mayor riesgo de muerte, sobre todo por suicidio. Este grupo merece una atención muy especial, y ya sea como profesionales de la salud o como simples familiares o amigos de la persona que ha sufrido la pérdida, deberíamos estar dispuestos a ofrecer toda la ayuda que nos sea posible. Perder a un ser querido que se ha quitado la vida no solo somete al cuerpo a una enorme tensión, sino que crea una extrema oscuridad en la vida de quienes atraviesan esta experiencia; a menudo, su corazón y su alma no son capaces de soportarlo.

EL ESTRÉS QUE GENERA LA MUERTE DE ALGUIEN

Algunos estudios han investigado cómo responde el cuerpo al dolor por la muerte de un ser querido. El cortisol es una de las principales hormonas del estrés, y lo producen dos pequeñas glándulas, llamadas suprarrenales, situadas en la cavidad abdominal justo encima de los riñones. Cuando nos sentimos estresados, esa parte del cerebro llamada hipotálamo envía señales a las glándulas suprarrenales para que secreten cortisol, y este moviliza el cuerpo y lo dispone para la lucha. Empieza por bombear glucosa, que obtiene de los lugares en los que esta se almacena, como son el hígado y las células musculares, a fin de procurar al organismo la energía que necesita para escapar. El cortisol altera además el sistema inmunitario. Esto es bueno, en parte, porque impide que se desboque la inflamación en el cuerpo, lo cual es a veces causa de enfermedad, pero también puede reducir su capacidad para combatir la infección. Cuando hemos perdido a un ser querido, los niveles de cortisol se mantienen elevados incluso hasta seis meses después, lo que significa que durante todo ese tiempo el cuerpo no es capaz de combatir las infecciones. El cortisol acaba además con las reservas de energía, y esto impide que las heridas se curen. Por tanto, aunque esta hormona desempeñe un papel necesario en los mecanismos con los que contamos para responder al estrés, cuando lo segregamos durante demasiado tiempo seguido, puede hacernos enfermar.

A lo largo del duelo, el cerebro puede trastornar el sueño, lo cual afecta al sistema inmunitario y reduce su capacidad para hacer frente a muchas clases de enfermedades. El corazón es particularmente vulnerable en esos momentos. Quienes sufren el dolor por la muerte de alguien próximo tienen la tensión arterial más alta, así como alteraciones caprichosas del ritmo cardíaco o un ritmo más acelerado, todo lo cual somete al corazón a un enorme desgaste. Hay incluso una propensión a que se formen coágulos en la corriente sanguínea, lo que significa que estas personas presentan más probabilidades de sufrir obstrucciones en las arterias, sobre todo en caso de que el corazón ya padezca alguna disfunción.

Muchos de los recursos que emplea el cuerpo en respuesta a amenazas como el estrés, las infecciones o las lesiones son realmente admirables, fruto de una larga evolución, y tienen la función de salvarnos la vida. Pero pueden causar también mucho daño, sobre todo si están descontrolados. El pobre corazón se encuentra irremediablemente en medio de esta avalancha de hormonas y cambios de la tensión arterial y puede sufrir mucho. De modo que si alguien es ya vulnerable a los problemas cardíacos, pongamos que por razones de edad o de sexo, y pierde a su pareja, podría correr verdadero riesgo de morir por tener el corazón roto.

RUPTURAS AMOROSAS Y RUPTURAS DEL CORAZÓN

Voy a contarte un capítulo triste de mi vida. El desengaño amoroso más terrible que he vivido estuvo verdaderamente a punto de romperme. Como ya imaginarás, pasé mucho tiempo llorando, hablando, llorando de nuevo y hablando luego otra vez con mis amigos. Fueron momentos muy dolorosos; no solo había perdido al que había sido mi pareja y mi mejor amigo, sino que sentía que había perdido también los recuerdos de todos los momentos felices que habíamos compartido: se habían teñido de dolor. Me recuerdo hablando con una amiga y contándole cuánto me entristecía haber perdido toda la belleza que habíamos vivido juntos. Curiosamente, en cierto momento de la conversación nos dimos cuenta de que, en cambio, cuando un ser querido muere, los recuerdos de lo que compartimos con él no se tiñen de esa clase de amargura. Se mantienen intactos. Siguen siendo igual de preciosos y felices.

Como es el caso de muchos que se encuentran en la misma situación, tenía el corazón roto, pero el cuerpo no le iba muy a la zaga. Me costaba dormir. Tenía puesta la serie *Mad Men* en el portátil en «modo repetición» para que, si por casualidad me quedaba dormida, no me encontrara sola al despertarme: Don Draper y sus estrafalarios colegas me saludarían desde la pantalla. Perdí el apetito y me quedé delgada y demacrada. La ropa me colgaba por todas partes y se me quedó el pelo lacio. Estaba desnutrida, y me mantenía en pie a base de adrenalina. Tenía el corazón tan malherido que me estaba destruyendo entera.

Aunque una separación, un divorcio o perder al que ha sido nuestro novio desde los tiempos del instituto no sea, por supuesto, lo mismo que ver morir a nuestra alma gemela, no cabe duda de que supone un golpe brutal para la mente y el cuerpo. La ciencia médica ha ingeniado modos de obtener imágenes del cerebro por medio de la resonancia magnética (IRM); y no solo eso, podemos utilizar un tipo de IRM funcional para iluminar aquellas regiones cerebrales que están particularmente activas, y ver así en las imágenes qué áreas están trabajando horas extraordinarias y cuáles se dedican a holgazanear. Cuando se produce una ruptura, el cerebro no está lo que se dice contento. En un estudio muy interesante, aunque un poco cruel, se mostraron fotos de sus exparejas a una serie de personas que acababan de vivir una ruptura amorosa. ¿Qué se descubrió? Las partes del cerebro que detectan el dolor se iluminaron al instante. Esto quiere decir que sufrimos auténticamente cuando el «felices para siempre» se torna amargo.

Todos sabemos que el divorcio es un hecho común en nuestros días, pero es también uno de los sucesos más estresantes que alguien puede vivir. No es de extrañar que sea así, teniendo en cuenta que no consiste solo en perder una forma de vida, una relación y a una pareja, sino quizá también a unos hijos, una propiedad, animales domésticos e incluso pertenencias que se tenían en gran estima. Además, un divorcio puede ser una aventura muy cara. La ruptura de una relación puede crear, por tanto, un estrés añadido al que se sufre con la ruptura amorosa en sí, y, como descubrimos cuando perdemos a alguien, el estrés no es un estado muy saludable.

Se han llevado a cabo bastantes estudios sobre el impacto que tiene el divorcio concretamente en el corazón. Durante el proceso de divorcio, parece ser que las mujeres son más propensas a que el corazón se les rompa. Si observamos a los hombres y a las mujeres después de un divorcio, vemos que la salud de ellas ha sufrido un deterioro mayor; es más frecuente que ellos vuelvan a casarse, y al cabo de menos tiempo, lo que quizá los ayude a restablecerse emocional y físicamente. Las mujeres por lo general sufren más en una ruptura matrimonial, tanto a nivel emocional como económico, lo cual añade un inmenso dolor a una situación ya penosa de por sí. De todos modos, también es cierto que después de un divorcio, los hombres corren el riesgo de que su salud se deteriore, ahora que, como antes decía, ya no tienen a su lado a nadie que se preocupe por ellos e insista en que coman bien y beban menos. Ten esto presente si eres mujer y te han acusado de ser una pesada: lo eres por su salud.

El riesgo de que las mujeres que han vivido un divorcio sufran un ataque cardíaco es entre 1,29 y 1,39 veces mayor que el de las que continúan casadas. En el caso de los hombres, las cifras son similares: el riesgo es 1,38 veces mayor entre los divorciados que entre sus iguales casados. Lo que sí crea una diferencia, no obstante, es que, cuando un hombre vuelve a casarse, el riesgo disminuye y es ahora similar al de quienes no se han divorciado. Por ponerlo en perspectiva, el riesgo que representa el divorcio para la salud de una mujer es comparable al de tener la tensión alta o fumar.

Hay dos estudios que han investigado qué le sucede concretamente a la tensión arterial cuando alguien está divorciándose o pensando en divorciarse. Ambos mostraron una escalada súbita de la tensión arterial en los individuos con «el corazón roto» (nuevamente, más pronunciada en las mujeres que en los hombres). Tener la tensión alta somete al corazón y los vasos sanguíneos a un estrés increíble. Aunque en lo que respecta a la salud cardíaca se conceda tanta importancia a factores de riesgo tradicionales como el tabaco y la dieta, empieza a resultar evidente que no hay como el divorcio para rompernos de verdad el corazón. Un estudio llevado a cabo en Estados Unidos en el que participaron más de dieciséis mil pacientes descubrió una tendencia alarmante: tanto en hombres como en mujeres, el divorcio aumenta el riesgo de sufrir un ataque cardíaco; sin embargo, en las mujeres el riesgo es todavía mayor, especialmente en las que acaban de divorciarse. Pero esto no es todo, y cabe pensar que es injusto: si una mujer vuelve a casarse, el riesgo de que sufra un ataque al corazón no disminuye; en el caso de los hombres, en cambio, disminuye ligeramente. Y, lo que no es de extrañar, cuantas más veces nos divorciamos, más se resiente el corazón.

Así que seguir felizmente casado es una manera más que buena de evitar tener el corazón roto en todos los sentidos. Parece ser que las mujeres casadas se cuidan más, porque fuman menos y hacen más ejercicio. Tomando en consideración todos los factores que contribuyen a que estemos más o menos sanos, como el sitio donde vivimos y cuánto ganamos, se podría decir que la incidencia de ataques cardíacos quizá sea similar en las mujeres que están casadas y en las que no lo están, pero las circunstancias de las primeras son más favorables a largo plazo. Con esto quiero decir que presentan más probabilidades de sobrevivir a un infarto y de tener una mejor calidad de vida a continuación. Ahora bien, para quienes el matrimonio es una auténtica ventaja es para los hombres; son ellos los que se llevan el premio si están casados, ya que prácticamente todos los estudios han mostrado que, después de un ataque cardíaco, se recuperan mucho más rápido y más fácilmente que los solteros.

Pero los ataques al corazón no son el único problema que puede precipitarse tras la muerte de un ser querido o la ruptura de una relación. Otro es la **fibrilación auricular**, que se traduce en un ritmo cardíaco anómalo: en lugar de contraerse con regularidad y uniformidad, las aurículas fibrilan, es decir, vibran y se contraen sin ninguna coordinación. Es uno de los trastornos cardíacos más comunes, y puede dar lugar a otros problemas, como una insuficiencia cardíaca o la formación de coágulos en las regiones descoordinadas de la aurícula, que pueden desplazarse seguidamente al cerebro, impedir el riego sanguíneo y dar lugar a un infarto cerebral.

Si perdemos a nuestra pareja, el riesgo que tenemos de desarrollar una fibrilación auricular es aproximadamente 1,5 veces mayor que el del resto de la población. Es más pronunciado en la gente joven, y perdura hasta alrededor de un año después de la pérdida. El cuerpo responde al estrés, al igual que a un ataque al corazón u otros problemas de salud como la infección o el trauma, activando el sistema nervioso y hormonal (y esto incluye la adrenalina y el sistema nervioso simpático), algo que de por sí puede trastornar el corazón y provocar una fibrilación auricular.

Las formas en que el corazón se resiente, no solo emocionalmente, tras la ruptura de una relación son similares a los síntomas que a menudo aparecen cuando el cónyuge muere. Entran en el torrente sanguíneo hormonas como el cortisol, que produce trastornos del sueño y de la tensión arterial, cuando nuestra pareja nos dice: «Lo siento. El problema no eres tú, soy yo». Y lo que es todavía peor: al parecer, esos procesos fisiológicos que causan trastornos en el cuerpo continúan activos no solo hasta que conseguimos superar el desengaño, sino que los problemas de salud que nos causan pueden perdurar en el tiempo, en cierto grado al menos. Deprimente, ¿no? La imagen de la loca solitaria rodeada de gatos resulta bastante atrayente después de oír todo esto.

ASÍ QUE ¿PUEDE MATARNOS TENER EL CORAZÓN ROTO?

Si tuviera que dar una respuesta categórica, sí. Tanto los efectos tóxicos directos de la adrenalina en una situación de estrés agudo como los síntomas físicos de tener el corazón roto demuestran que hay una auténtica conexión entre la mente y el cuerpo. Sin embargo, una respuesta un poco menos taxativa sería que, aunque no en todos los casos vayamos a morirnos por tener el corazón roto, indudablemente no es una situación favorable para nuestro bienestar físico. Si bien el cuerpo trata de ayudarnos con esa cascada de hormonas y esas respuestas del sistema nervioso, a fin de que estemos preparados para luchar por la supervivencia, sus efectos pueden afectar gravemente al corazón si perduran demasiado tiempo. La cruda realidad de la vida es que no podemos evitar que se presenten momentos difíciles. Por tanto, ¿tenemos alguna forma de protegernos?

En fin, supongo que podríamos tomar la decisión tajante de no volver a amar, pero ¿qué disfrute habría en eso? Sabemos que estar casados o tener una relación de pareja supone un efecto protector, y no solo para la salud. A fin de cuentas, ¿no es maravillosa la vida cuando el amor palpita? Parece ser que la mayor parte de la población está más que dispuesta a arriesgarse, para recibir sus recompensas. Aunque está garantizado que habrá momentos muy difíciles, fortalecer el cuerpo y la mente para que sean resistentes y se recuperen lo antes posible es como contratar un seguro de bienestar.

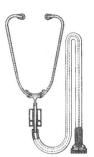

CAPÍTULO 2

CORAZONES ESTRESADOS

La realidad es la principal causa de estrés.

Lily Tomlin,
escritora, humorista y actriz

«¡Tranquilízate o te va a dar un infarto!», solía decirle mi madre a mi padre cuando yo era pequeña en los momentos en que lo veía angustiado por algo. Tenía mal genio, y mi hermano y yo parecíamos expertos en provocárselo con nuestras fechorías. Cuando terminaba de reprendernos por la barbaridad que acabáramos de hacer, mi madre ponía la guinda detallando el gran estrés al que estaba sometido mi padre en el trabajo y lo desconsiderados que éramos obligándolo a soportar más estrés todavía en casa. Íbamos a acabar «provocándole un ataque al corazón».

Como la sabelotodo de ocho años que era entonces, tenía mis dudas de que pudiera haber alguna correlación entre los ataques al corazón y las travesuras que hacíamos mi hermano y yo con nuestras bicis BMX. Me sonaba de lo más melodramático. De todos modos, estaba claro que no quería ser la causante de que papá se cayera redondo. Era común en aquellos tiempos oír la advertencia de que no estresáramos a alguien que no se encontraba bien..., porque le ponía mal cuerpo, o le afectaba al corazón, o le daba dolor de cabeza. Como todos los adultos que había en mi vida insistían en el desgaste tan grande que era para el cuerpo estar estresado o agotado, empecé a pensar que debía de ser verdad.

LA FISIOLOGÍA DEL ESTRÉS

Todos sentimos estrés de tarde en tarde; algunos con más frecuencia que otros, y algunos más intensamente que otros. Párate un momento y piensa en la última vez que estuviste estresado. Quizá fue en el trabajo, o quizá estabas haciendo cola en algún sitio, o te ibas encontrando todos los semáforos en rojo un día que ya llegabas tarde. Visualiza la situación como si te estuviera ocurriendo ahora mismo. Date cuenta de lo que siente tu cuerpo. Fíjate en los latidos del corazón. ¿Sientes una opresión en el pecho? Igual empieza a dolerte la cabeza. Las emociones que surgieron en ese momento probablemente fueran las que suelen asociarse con el estrés: enfado, ansiedad, miedo, frustración, bochorno o alguna otra sensación desagradable. Aunque la emoción sea una función del cerebro, ligada a tu personalidad y a cómo ves el mundo, tu cuerpo físico no es ajeno a ella.

La mayor parte de las veces que examino un corazón, su dueño está bajo anestesia general. Pero antes de dormir al paciente para la intervención, se lo conecta a toda una serie de monitores que medirán la frecuencia cardíaca, la tensión arterial e incluso las ondas cerebrales. Yo estoy al otro lado de la mesa de operaciones, pero no puedo evitar imaginar la cantidad de estrés que siente alguien tumbado en una camilla cuando entra en el quirófano para someterse a ese acontecimiento tan decisivo.

He observado las pulsaciones del corazón y la tensión arterial de los pacientes reflejadas en los monitores cuando se quedan dormidos y la operación está a punto de empezar. Aunque ellos no lo dijeran, sabemos quiénes sienten más ansiedad: las líneas verdes del ritmo cardíaco llenan más rápido la pantalla y la línea roja de la tensión arterial alcanza una cifra más alta. La mente y el corazón del paciente perciben de un modo particular la inminencia de la intervención y responden en consonancia. Gracias a la destreza de los anestesistas, que lo conducen poco a poco a un profundo sueño, su mente se relaja y seguidamente también su corazón. Las líneas verdes se ralentizan y las cifras de la tensión arterial, que lanzan luminosos destellos rojos, van bajando hasta llegar a un nivel normal. El corazón respira aliviado cuando el paciente se desprende del estrés, que pasa ahora decisivamente a nosotros.

EL CASO DE BÁRBARA

Recuerdo a cierta paciente que estaba muy alterada antes de la intervención. Se llamaba Bárbara y, hasta unas semanas antes, se había sentido estupendamente. Era una de esas mujeres que no tienen tiempo para sentirse mal: cuidaba día y noche de su marido, que estaba bastante enfermo. Al final, tras varias semanas de intentar ignorar el dolor persistente que tenía en el pecho, accedió a ir al médico. La enviaron de inmediato al hospital en ambulancia: había sufrido un ataque al corazón, y ahora estaba a la espera de que se la interviniera.

La mayoría de los pacientes que están en el hospital esperando una intervención tienen pequeños cables adheridos al pecho que los conectan a los monitores cardíacos, y estos nos alertan de cualquier señal de peligro. Bárbara estaba muy nerviosa: por la operación, por su marido, por el futuro. Nos sentamos con ella en su habitación del hospital la noche antes de la operación y, mientras hablábamos, con el rabillo del ojo vi ascender vertiginosamente en la pantalla el ritmo cardíaco. Empezó a transpirar mientras, con voz temblorosa, nos hacía preguntas sobre la operación tan formidable a la que estaba a punto de someterse. Se le llenaron los ojos de lágrimas y repitió varias veces que estaba muy asustada.

A medida que aumentaba el estrés, seguían subiendo la frecuencia cardíaca y la tensión arterial. En mitad de una frase, se paró y me dijo: «La verdad es que me siento bastante mal». La ansiedad y el estrés emocional que le provocaba pensar en su enfermedad y en la operación habían sometido a su corazón a un estrés físico muy real. Interrumpimos la charla y le aplicamos el protocolo que suele utilizarse en estos casos: administrar analgésicos, medicamentos que relajan los vasos sanguíneos tensos y fármacos para reducir la frecuencia cardíaca, destinados todos ellos a contrarrestar directamente los peligrosos efectos que estaba teniendo el estrés sobre el débil corazón de Bárbara. Se tranquilizó, y su corazón se tranquilizó también.

Con delicadeza, pusimos fin a la conversación y, cuando estaba a punto de salir, se me lanzó al cuello, me abrazó con fuerza y, llorando, nos pidió a todos que tuviéramos muchísimo cuidado al operarla. La intervención fue todo un éxito, y al cabo de solo cinco días estaba de vuelta con su marido. El estrés emocional previo, aunque muy comprensible, le había impuesto al corazón una presión enorme, y esto demuestra lo interconectados que pueden llegar a estar la mente y el cuerpo.

ESTRÉS MENTAL Y CORPORAL

Cuando estoy estresada, se me tensan los hombros y los noto elevarse hacia las orejas. Se me tensa la mandíbula y me rechinan los dientes. Se me arruga con fuerza la frente y, si el estrés se prolonga, la tensión del rostro y de la mandíbula me dan dolor de cabeza. Noto también una opresión, como si alguien me aplastara literalmente el centro del pecho, y la respiración se vuelve muy superficial. Cuando dirijo la atención al corazón, lo siento latir vertiginosamente y con ímpetu, casi como si intentara expulsar de sí esas emociones negativas. Cuando el estrés desaparece, me siento físicamente exhausta, casi como si acabara de correr una maratón.

Cuando imaginamos o sentimos estas emociones y luego estamos atentos a lo que experimenta físicamente nuestro cuerpo, vemos con claridad que el estrés emocional puede afectar o incluso perjudicar a la salud física. Mucho antes de que la medicina reconociera los efectos adversos derivados de los factores de vida estresantes, los médicos y las enfermeras sabían que no se debía fatigar a un corazón cansado y a un cuerpo enfermo con ninguna clase de preocupación. El porqué no se sabía muy bien, o no con mucha exactitud, pero se tenía la impresión inequívoca de que agobiar a alguien que acababa de tener un ataque al corazón no era de ningún modo lo más acertado. A quien había sufrido un ataque al corazón se le imponía reposo, y sus familiares hablaban en susurros entre ellos de los problemas del mundo, o del paciente, cuidando de no inquietar al convaleciente bajo ningún concepto.

Durante muchos años, se creyó que ciertos tipos de personalidad eran más propensos a sufrir un ataque cardíaco. Ya en 1930, los médicos y los investigadores advirtieron que la tasa de muertes por ataque al corazón en los pacientes que habían estado en tratamiento por una enfermedad psiquiátrica era mayor que en los demás. Lo mismo se descubrió en otros estudios sobre enfermedades mentales, como la depresión y el trastorno bipolar. A la vista de estos hallazgos, se estableció una relación entre el tipo de personalidad y el riesgo de sufrir un ataque al corazón, y ciertas emociones, como la ira y la hostilidad o la tendencia a la desesperación, empezaron a asociarse con un riesgo más elevado de infarto de miocardio o de cardiopatía.

Desde entonces se han efectuado infinidad de estudios sobre esta pequeña alimaña tan peligrosa que ataca a nuestro corazón. El estrés crónico, lo mismo en la niñez que en la edad adulta, aumenta hasta un 60 % el riesgo de padecer una enfermedad cardiovascular. Supongamos que tenemos ante nosotros a doscientas personas de todo tipo. Cien de ellas dicen tener una vida bastante grata y no experimentar un volumen considerable de estrés, mientras que a las otras cien les resulta un poco más difícil vivir, y aseguran sentir un estrés considerable. En el primer grupo habrá de treinta a cincuenta personas que tengan problemas de corazón; en el grupo estresado, esa cifra podría elevarse hasta a sesenta.

Y el corazón no es el único afectado. En un estudio más extenso, en el que participaron miles de sujetos, se examinó la relación entre el exceso de trabajo y el infarto, de miocardio y cerebral, o ictus, y se vio que el riesgo de sufrir este último aumentaba en aquellos individuos que trabajaban más de lo normal. El estrés puede causar problemas en el cerebro, lo cual a su vez desestabiliza el delicado equilibrio hormonal del cuerpo y propicia enfermedades como la diabetes.

¿Cuál es, entonces, el tipo de estrés que nos genera enfermedades? Aunque sin duda hacer cola para tomarnos el café de la mañana es un fastidio, probablemente no sea este un estrés que ponga en peligro nuestra salud. Pero el estrés laboral, la soledad, la aflicción por la muerte de un ser querido o la tensión por cuestiones económicas sí pueden tener un impacto en la salud física. Estas son las grandes dificultades e inquietudes de la vida que nos ponen verdaderamente a prueba.

Si el estrés es tan perjudicial, ¿no deberíamos protegernos contra él como sea? Fumar es aparentemente un gran liberador de tensiones, lo mismo que comer chocolate o tomarnos una o dos copas. La verdad es que ya me gustaría poder liberarme del estrés comiendo, por el bien de mi corazón, pero ¡la solución no esa! Deja que te explique: cuando hay un grupo de factores de riesgo de cierta enfermedad, algunos la causarán sistemáticamente y con facilidad, y otros no tan sistemáticamente. Podemos llamar a esto «el efecto». Bien, si observamos el efecto que tiene en el corazón fumar, vemos que es considerable, mientras que el efecto del estrés no es siempre igual; no sabemos con qué fuerza reaccionará nuestro organismo.

Por otro lado, el estrés es una parte necesaria de la vida. Sin él, ni mejoraríamos ni cambiaríamos. En cierto modo, es algo parecido a cuando «tensamos» el cuerpo con ejercicios para fortalecerlo. Tengo que ser sincera, a mí me encanta estar sometida a un poco de presión; me centra y me obliga a hacer las cosas mejor. La mayoría vivimos en un *continuum* de estrés: si no tenemos estrés suficiente, nos volvemos autocomplacientes o perezosos, pero si tenemos demasiado, no somos capaces de hacer ni física ni mentalmente lo que nos corresponde.

En la dosis adecuada, el estrés psicológico puede sernos útil. Si deambulamos por la vida sin enfrentarnos nunca a la dificultad, no podremos forjar armas como la resiliencia que nos ayuden a abrirnos paso a través de las inevitables adversidades. Tenemos que encontrar el equilibrio entre vivir con un estrés tan mínimo que no necesitemos desarrollar ninguna fortaleza psicológica y vivir con tanto estrés que nos anule.

Una intervención de corazón no es una broma, y puede generar un gran estrés. Y hablo solo de quienes la realizamos, no digamos ya lo que debe de ser para los pacientes. Tengo la suerte, supongo, de que me guste el estrés más que a la mayoría. Una vez tuve que presentar un acto benéfico, y a los organizadores les preocupaba que, al no ser presentadora profesional, me causara ansiedad hablar delante del público. Les contesté, riendo: «Tranquilos, no creo que me ponga nerviosa; total, ¡nadie se va a morir si cometo un error!». Se rieron, pero lo que en realidad quería decirles era que el estrés no me preocupa tanto como a otros, sobre todo si comparo situaciones como aquella con el trabajo que hago a diario. Ser relativamente resistente al estrés es un atributo importante para trabajar en mi profesión. Los médicos tienen la vida de sus pacientes en sus manos, y esa es una inmensa responsabilidad. Les estoy agradecida a todos los que confían en mí en esos momentos.

Sin embargo, aunque tolero el estrés relativamente bien, esto no significa que no pueda precipitarme por la vertiente contraria del estrés y la productividad. Recuerdo una semana que estuvo llena de complicaciones en el trabajo. Empezó con la muerte de un paciente que estaba muy enfermo y que probablemente no esperaba vivir mucho más, pero aun así me dolió bastante. El resto de la semana no fue de mucho alivio. Operé algunos de los corazones que más lo necesitaban y procuré hacer por sus dueños cuanto estaba en mi mano; me aseguré de dar cada punto casi invisible con la máxima precisión. A pesar de todo, algunos de los enfermos tuvieron complicaciones durante la operación y también durante la convalecencia. Fue una semana llena de preocupaciones, de conversaciones muy serias con las familias y con los colegas y de trabajar sin descanso. El último día de aquella semana de desazón, uno de mis pacientes empezó a encontrarse mal y se le hicieron pruebas para ver si la operación había funcionado o no. Recuerdo con claridad los temores que me asaltaron. Me pregunté si quizá había hecho algo mal que en ese momento estuviera interfiriendo en la recuperación y fui reproduciendo mentalmente paso a paso hasta el más mínimo detalle de la intervención y del tratamiento.

Mientras esperaba los resultados aquel domingo por la mañana, recuerdo que pensé: «Esta semana ha sido demasiado», y era verdad. Los hechos que se habían ido sucediendo y las horas de trabajo interminables me habían agotado las reservas y empecé a acusar los efectos negativos del estrés. Estaba cansada y de mal humor; no tenía ganas de hacer ejercicio ni sentía que me quedara una sola gota de energía que dedicarme. La cabeza me palpitaba y me entró una imperiosa ansia de dulces. Empezaba a estar exhausta de tanto intentar mantener el ritmo. Afortunadamente, los resultados de las pruebas que se le habían hecho a mi paciente eran correctos y eso indicaba que la operación había sido un éxito. Tuvo una recuperación lenta pero constante, y yo también.

EL ESTRÉS COMO *MODUS OPERANDI*

El estrés causa dos tipos de problemas. En primer lugar, nos hace más propensos a optar por actividades que no son demasiado buenas para la salud, como sentarnos a comer galletas en lugar de salir a hacer ejercicio. En segundo lugar, afecta directamente al cuerpo. Me parece fascinante, porque no es ninguna tontería que el exceso de trabajo pueda traducirse en un ataque al corazón.

Así que vamos a empezar por el lado más interesante de la ecuación. Como en muchos otros casos, comprobar de un modo verdaderamente científico el efecto del estrés en el cuerpo es complicado. Sería no solo bastante difícil sino muy poco ético reunir a un grupo de individuos y someterlos a una vida estresante hasta que sufrieran un ataque al corazón. Por consiguiente, hemos de fiarnos del método científico más próximo, que son los estudios de observación realizados con animales, que suelen ser bastante explícitos. O podemos también hacer estudios de observación de la vida de una persona sin interferir demasiado: estudiamos a un grupo de sujetos en busca de un resultado concreto, digamos un ataque cardíaco, y observamos paralelamente quién está estresado, quién fuma o quién lleva zapatos rojos e intentamos detectar luego un incremento (o disminución) de cualquier cardiopatía en esos subgrupos. Si vemos, por ejemplo, que aquellos que llevan zapatos rojos sufren más ataques al corazón que los que llevan zapatos negros, puede significar que hay una asociación entre los zapatos rojos y los problemas de corazón, o que llevar zapatos rojos es malo para el corazón. No deja de ser imperfecto, pero a veces es el mejor método de investigación de que disponemos.

En lo referente al estrés, existe una asociación entre el estrés social y los problemas cardíacos. Esto es interesante, porque se ha visto que en los monos y otros primates, que además de su estrecho parentesco con los humanos tienen normas y estructuras sociales similares a las nuestras, aquellos que experimentan estrés social sufren obstrucciones de las arterias coronarias en mayor medida que los que llevan una vida más relajada. Además, los primeros suelen mostrar acumulaciones de grasa en las secciones medias del cuerpo a consecuencia de la activación de hormonas como el cortisol, mientras otras hormonas activadas por el estrés suelen provocar un aumento de lipoproteínas de baja densidad (LDL, por sus siglas en inglés), conocidas como «colesterol malo», que favorecen un estado inflamatorio que daña directamente las células que revisten los vasos sanguíneos, entre ellos los que rodean el corazón.

Estar sometidos a presión constante puede hacernos más propensos a sufrir el **síndrome metabólico**, es decir, un grupo de enfermedades o características entre las que se encuentran la adiposidad central (un exceso de grasa en la sección media del cuerpo), un aumento de la tensión arterial, de la glucemia y los triglicéridos en sangre (otro tipo de colesterol, o grasa en la sangre, «malo»), y un descenso de los niveles de lipoproteínas de alta densidad (HDL, por sus siglas en inglés), también denominadas «colesterol bueno». El síndrome metabólico se considera precursor directo del infarto de miocardio y el infarto cerebral, ya que cuando todos estos factores se unen, atacan al cuerpo y lo enferman.

La hipertensión arterial ataca directamente a los vasos sanguíneos, el corazón y el cerebro. Si algo o alguien nos crispa, solemos decir que nos hace «hervir la sangre», y resulta que es exactamente eso lo que ocurre. Cuando nos sentimos solos y abandonados, o estamos enfadados o estresados, experimentamos una subida de la tensión arterial. Todavía está por determinar si estas subidas pasajeras desembocan a la larga en una escalada más permanente, pero parece probable que aumenten significativamente las posibilidades de que así sea.

En lo que se refiere a la recuperación tras un ataque cardíaco, caben pocas dudas de que el estado emocional del paciente influye en la facilidad con que se restablece. El desánimo no es el mejor compañero de un corazón enfermo. Es común sentirse deprimido después de sufrir un ataque al corazón:

aproximadamente al 20 % de los pacientes se les diagnostica depresión clínica, y otros tantos sufren formas de depresión más leves. No es lo mismo una depresión clínica que estar sometido a un estrés de vida continuo, pero sí da a entender que el paciente se siente desbordado, lo cual no ayuda a que su pobre corazón se cure. Tanto el estrés laboral como el motivado por cuestiones económicas son muy desaconsejables para quienes intentan restablecerse.

Hay otra cuestión que es más interesante todavía, y es que no hay dos personas que tengan la misma reacción. Si sometemos a dos individuos al mismo factor de estrés, por ejemplo la perspectiva de trabajar más horas de lo normal, uno se crecerá ante la idea y otro la detestará. No es difícil pensar en alguien que se repone rápidamente de las adversidades y en alguien que se lo toma todo terriblemente a pecho (precisamente donde vive el corazón). Aparte de la diferencia entre las reacciones emocionales de cada cual, la forma en que el cuerpo reacciona al estrés es también muy distinta en cada caso; en unos enferma, y en otros no. Hay quienes apenas se inmutan, y hay quienes tienen una respuesta cardíaca o coronaria que indica un alto riesgo de sufrir problemas como puede ser un infarto de miocardio.

La cuestión es que no solo no hay dos personas que reaccionen al estrés exactamente de la misma manera, sino que, como no podemos medir la dosis de estrés y estudiar la respuesta exacta que le sigue, podría haber también otros factores que intervinieran. A la hora de estudiar la reacción de una persona al estrés, tenemos que preguntarnos: ¿es efecto directo del estrés, o ha influido el hecho de que, a causa del estrés, se haya comido un paquete entero de rosquillas repletas de azúcar? El estrés crónico, por otra parte, suele quitarnos las ganas de hacer ejercicio, y, teniendo en cuenta que el ejercicio nos protege contra las enfermedades cardiovasculares, también esto podría influir. Es muy difícil especificar todos los aspectos que intervienen en un problema tan complejo como es un ataque al corazón.

EL ESTRÉS, ENEMIGO DEL CORAZÓN:
INFORMACIÓN CONFIDENCIAL

- El estrés prolongado aumenta indiscutiblemente el riesgo de sufrir enfermedades cardiovasculares.
- Solo en parte, puede explicarse este aumento por los efectos directos del estrés en el funcionamiento del cuerpo, por ejemplo la secreción de ciertas hormonas.
- Es probable que el estrés sea causa de problemas cardiovasculares debido a los cambios de funcionamiento interno del cuerpo o de comportamiento que provoca (comer más, hacer menos ejercicio, fumar).
- El estrés emocional puede inducir una disfunción cardíaca seria en personas que ya presentan una predisposición a sufrirla y dificultar la recuperación en aquellas que ya han tenido un ataque al corazón.
- No hay dos personas que presenten la misma respuesta emocional ni física al estrés.

¿A QUÉ SE DEBE TODO ESTE ESTRÉS?

Al parecer hay muchísimo estrés flotando en el ambiente hoy en día. Hables con quien hables, te cuenta lo estresado que está por una u otra razón. A ninguno nos sorprenden algunas de estas razones: la muerte de la pareja o un familiar, un divorcio o una ruptura sentimental, una mudanza o haberse quedado sin trabajo son algunos de los acontecimientos que con más frecuencia provocan una conmoción. Pero en el caso de muchos de nosotros, el principal motivo de estrés es el trabajo. Porque no es solo que pasemos en el lugar de trabajo horas sin fin, sino que, gracias a los teléfonos móviles, ahora es posible estar «en el trabajo» el día entero.

Las redes sociales, por su parte, nos ofrecen magníficas posibilidades, pero lo cierto es que pueden contribuir a crear estrés, además de incapacitarnos hasta cierto punto para responder a él adecuadamente. ¿Cuántas veces te has quedado despierto hasta tarde enviando mensajes de texto o inspeccionando la entrada que alguien ha publicado y comparando tu vida con la suya? Dormimos menos, mantenemos relaciones superficiales y nos comparamos más. Si estamos cansados, nuestra capacidad para combatir el estrés no está lo que se dice en forma, y eso nos enferma todavía más.

UNA PÍLDORA DE RELAX: *MINDFULNESS*, YOGA Y OTRAS ESTRATEGIAS DESESTRESANTES

Seguro que no te extrañarás si te digo que a veces mi vida es muy estresante. Cuando se lo comento a alguna amiga, al momento me veo inundada de un montón de consejos: el yoga, salir a correr, hacer boxeo o meditación son ideas que me han sugerido para desestresarme.

Cuando en determinado momento me estreso, lo reconozco al instante: esa opresión en el pecho, el rechinar de dientes y un terrible dolor de cabeza. Pero hay otro tipo de estrés que se va acumulando con el tiempo, y que a veces es más difícil de detectar. En la facultad de medicina, no hubo un año en que no estudiara casi hasta la extenuación. El día que terminaban los exámenes, todos los años caía enferma con gripe; era la forma que tenía mi cuerpo de decir que ya no daba más de sí.

Otra señal de estrés físico en mi caso es que o tengo el sueño entrecortado continuamente o duermo demasiado. Pero es difícil percibir las señales y hacer lo necesario para cuidarnos; a veces porque estamos demasiado ocupados o porque nos negamos a darle importancia a lo evidente, en lo cual soy una verdadera especialista. Pensar que «también esto se pasará» en ocasiones ayuda; sin embargo, ignorar por completo un problema no es la mejor solución.

Una de las maneras más eficaces que conozco de aliviar el estrés es el *mindfulness*, o la práctica de la atención plena. Consiste en centrarnos en la presencia y la observación, en aprender a estar física y mentalmente con nosotros mismos prestando atención a las experiencias internas y externas, como la respiración o el ruido de los coches que pasan. Su valor reside en que no es una simple técnica para encontrar quietud sentados sobre un cojín entonando mantras, sino que es un método que podemos integrar en la vida cotidiana. Aprendemos a actuar en el día a día prestando atención a lo que hacemos, ya sea caminar, comer o trabajar.

En lo concerniente a la salud, el *mindfulness* tiene un efecto reductor del estrés que puede ayudarnos a mantener alejadas las enfermedades y a combatir las ya existentes. Los programas de reducción del estrés basados en esta práctica favorecen que el cuerpo y la mente estén en plena forma y sean resistentes a la enfermedad. El *mindfulness* puede incluso aliviar síntomas como el dolor. Numerosos estudios que han examinado sus efectos coinciden en que la práctica de la atención o conciencia plenas es de gran ayuda para sobrellevar el dolor crónico, la depresión o la ansiedad.

El estrés al que está sometido un corazón enfermo no contribuye precisamente a su restablecimiento. Por suerte, se ha visto que el corazón débil obtiene un gran beneficio de la práctica del *mindfulness*. Algunos pacientes que tras sufrir una insuficiencia cardíaca (es decir, el miocardio está demasiado enfermo para bombear sangre y hacerla llegar a todo el cuerpo) aprendieron a practicar la atención plena contaron que ciertos síntomas, como la ansiedad o la depresión, habían disminuido. De hecho, disminuyeron tanto a lo largo del año siguiente que entre los pacientes de este grupo hubo menos recaídas e ingresos hospitalarios que entre aquellos que no habían practicado el método. Al igual que cualquier otra forma de estrés, vivir con una enfermedad crónica, como puede ser una insuficiencia cardíaca, hace que el cuerpo tenga que trabajar más de lo normal, pues activa los sistemas corporales de lucha o huida. Sin embargo, un programa de *mindfulness* para la reducción del estrés consigue desactivar o limitar la secreción de hormonas y la cantidad de impulsos nerviosos que pueden acabar afectando a un corazón ya débil.

Vale la pena utilizar el *mindfulness* para prevenir las enfermedades cardiovasculares y la aparición de cómplices suyos como la hipertensión arterial. Practicar la atención o conciencia plenas reduce la tensión arterial y la frecuencia cardíaca a cualquier edad. Dado que tener la tensión y el ritmo cardíaco constantemente elevados obliga al corazón a trabajar más de la cuenta, cualquier modo de reducirlos es sumamente beneficioso para la salud cardíaca.

El yoga ha demostrado igualmente su valor terapéutico, no solo por ser capaz de producir relajación, sino también por sus efectos en la salud y la aptitud física del corazón y los pulmones. A quienes os guste adoptar la postura del perro mirando hacia abajo, el yoga os ayudará a reducir la tensión arterial y a mejorar los niveles de colesterol bueno (HDL) y malo (LDL). Puede incluso contribuir a que mantengáis un peso saludable. El yoga es una forma de ejercicio muy particular; no solo consta de una parte de auténtica actividad física, sino que el lado más espiritual y profundo de la práctica yóguica puede ayudar a controlar el estrés psicológico y aliviar la ansiedad.

Hay otras formas de ejercicio que resultan asimismo muy útiles para mantener el corazón sano. Además de mejorar la tensión arterial, el colesterol y el peso, hacer ejercicio con regularidad mejora el estado de ánimo, al estimular la secreción de sustancias químicas que nos hacen sentirnos bien —eso a lo que se suele llamar «la euforia del corredor»—, a la vez que atenúa la secreción de hormonas como el cortisol y evita así los efectos nocivos que este tiene para la salud cuando se secreta durante demasiado tiempo seguido.

El ejercicio es también una estupenda manera de mantener sanos los vasos sanguíneos; y teniendo en cuenta que el corazón está en el centro de la red que forman, y que depende de ellos para que le suministren sangre, la buena salud de los vasos sanguíneos es decisiva. Es asombroso hasta qué punto mejora el flujo sanguíneo gracias a la actividad física. Si el flujo de la sangre sufre anomalías, se daña el interior de los vasos, y, cuando estos se dañan, se forman en ellos placas que con el tiempo los obstruyen. Cuando ocurre en el corazón, se produce un ataque cardíaco.

Por tanto, hacer ejercicio en general, ya sea yoga o simplemente caminar, es un tratamiento para el estrés por partida doble: le asesta un buen golpe al estrés y hace que además el cuerpo esté fuerte y sano y pueda combatir las enfermedades.

Hagas lo que hagas para sobrellevar el estrés, asegúrate de practicar un método holístico, como el *mindfulness*, y algún tipo de actividad física. El estrés temporal no es ni bueno ni malo, pero, cuando se convierte en una constante en tu vida, ni beneficia a tu corazón ni te beneficia a ti en nada. Descubre qué es lo que te ayuda a relajar la mandíbula o a dormir mejor, y hazlo.

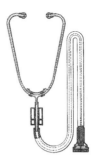

CAPÍTULO 3

UN CORAZÓN NUEVO: TRASPLANTES Y CORAZONES ARTIFICIALES

Y tú, amigo de hojalata, dices que quieres un corazón.
No sabes lo afortunado que eres por no tenerlo.
Los corazones no serán prácticos mientras no sean irrompibles.

El mago de Oz

Fue un trasplante lo que me decidió a hacerme cirujana cardiotorácica: el hecho de que a pacientes con dificultades para respirar, que no podían hacer ni siquiera algo tan simple como vestirse, se les diera una nueva oportunidad de vivir, de tener una vida más plena. Cuando se despertaban de la anestesia, aunque les quedaba un largo y difícil camino de rehabilitación o enfermedad por delante, a menudo sentían de inmediato un cambio, una mejoría.

EL CASO DE MICHAEL

Hace años conocí a un paciente que tenía la piel de una tonalidad grisácea muy poco normal, un color que asociamos con estar enfermo, muy enfermo. Se llamaba Michael. Estaba estudiando Ciencias Económicas en la universidad y, al terminar el semestre, había hecho un viaje por el sudeste asiático (ahora tenía las fotos del viaje pegadas en la pared junto a la cama del hospital). Era lo propio de un chico de veintiún años. Sin embargo, a su regreso, algo había cambiado. Estaba siempre cansado y le costaba un esfuerzo colosal no quedarse dormido en las clases. Pensó que sería un resfriado o una gripe y no le dio importancia. Pero de semana en semana, y luego de día en día, el cuerpo lo traicionaba cada vez más. Se le fueron llenando de líquido las piernas, los pulmones y el abdomen. Apenas podía moverse de la cama, y finalmente cedió a las súplicas de su madre, que insistía en llevarlo al médico.

Supuso que sería alguna enfermedad tropical que había contraído durante aquellas vacaciones de ensueño; lo último que habría podido imaginar era que tenía el corazón dañado. Muy dañado. Su médico de cabecera lo envió en ambulancia al hospital, donde fue ingresado en la unidad de cuidados intensivos, se le pinchó, punzó, intubó y conectó a unos monitores que controlaban todas sus señales vitales. Se le administraron rápidamente medicamentos por vía intravenosa a través de un goteo colocado en el cuello para ayudar al corazón a bombear y reducir el líquido de los pulmones. A través de las arterias de la ingle, se le colocó una pequeña bomba al lado del corazón. No obstante, a pesar de administrarle los medicamentos más avanzados, Michael se encontraba cada vez peor. Por eso estaba yo a los pies de su cama, mirando a un hombre de color gris.

Tenía el corazón muy dañado. Probablemente nunca sabremos por qué; pudo haber sido a causa de un virus o un diminuto segmento de un gen. Sea por la razón que fuere, el caso es que la insuficiencia era cada vez más aguda y estaba a punto de impedir que la sangre irrigara el cuerpo; los riñones empezaban ya a fallar por falta de riego sanguíneo. Michael tenía dos opciones: arriesgarse a esperar a que apareciera un donante o someterse a una intervención en la que se colocarían dos bombas mecánicas, una para cada lado del corazón, y luego ponerse lo bastante fuerte como para someterse a un trasplante.

En realidad, estaba demasiado grave para esperar a recibir el corazón de un donante. Se iba poniendo más y más gris por momentos, y solo le quedaba una opción, y era que se le instalaran dos bombas para mantenerlo con vida. En la intervención, que duró cinco horas y puso su cuerpo a prueba como nada lo había hecho antes, se acoplaron al corazón enfermo dos dispositivos de asistencia ventricular tan pequeños que caben en el hueco de la mano; dos pedacitos de metal brillante, conectados uno a cada lado del corazón, que transportaban sangre desde la bomba a la aorta y a la arteria pulmonar.

Michael se recuperó y luego esperó. Durante la espera, se intercalaron periodos de problemas, algunos serios, otros de poca importancia. A pesar de todo, cuando finalmente dispusimos del corazón de un donante, los largos meses de espera terminaron para él en un sentido; en otro, su viaje acababa de empezar. Poco a poco se fue recuperando de la intervención que le cambió la vida: en lugar de un corazón roto, ahora tenía un inestimable regalo que cuidar.

Un trasplante era, y es, lo máximo que puede hacer la medicina por un corazón enfermo, y pone a prueba nuestros conocimientos y nuestra pericia como ninguna otra práctica médica. Poder extraer el corazón de una persona y dárselo a otra, y luego hacerlo latir, es asombroso. Nunca deja de ser un hecho portentoso para la mayoría de los que intervenimos en los trasplantes. Sé de buena tinta que aquellos que tienen la suerte de recibir una segunda oportunidad de vivir están asimismo asombrados y extraordinariamente agradecidos.

En cuanto a Michael, no lo he visto desde hace años, pero he oído que lleva la vida plena y espléndida que merece un joven de su edad, y ese es el mejor regalo que nadie podría pedir.

¿QUÉ ES LA INSUFICIENCIA CARDÍACA?

La gran mayoría de la gente que necesita un trasplante de corazón sufre una insuficiencia cardíaca. Este es un término genérico que engloba diversas disfunciones por las cuales la actividad del corazón no es capaz de suministrar al cuerpo el volumen de sangre que necesita y al ritmo que la necesita.

Se estima que hay alrededor de veintitrés millones de personas en el mundo que viven con una insuficiencia cardíaca. Esta cifra se triplicó entre 1989 y 1999, y continúa creciendo. Las predicciones científicas son que uno de cada cinco individuos tiene el riesgo de desarrollar una insuficiencia cardíaca a lo largo de su vida. Es una cifra escalofriante. Se calcula que el tiempo medio de vida del paciente al que se le ha diagnosticado es aproximadamente de dos años y medio, e incluso algo menos en el caso de las mujeres.

La insuficiencia cardíaca puede llegar a ser una enfermedad terriblemente debilitadora. Michael, que acabó postrado en cama y conectado a máquinas y goteros, fue un caso extremo. Son muchas más las personas que no están en el hospital pero presentan síntomas de insuficiencia cardíaca que les dificultan el día a día; se les hinchan los tobillos hasta varias veces el tamaño normal porque su cuerpo retiene líquidos a causa de la profusión de hormonas, como la aldosterona, que intentan desesperadamente corregir la escasa irrigación sanguínea suministrando al corazón más líquido para bombear.

Además, el corazón late más deprisa, en un esfuerzo por compensar el bombeo insuficiente; y un corazón enfermo que late demasiado deprisa utiliza más oxígeno y energía, una energía que no es capaz de obtener en la medida necesaria. La sangre retrocede en todas las zonas del cuerpo, el abdomen incluido, lo cual hace que quienes sufren de insuficiencia cardíaca pierdan el apetito y a veces una cantidad importante de peso, alteración metabólica denominada caquexia, que provoca que el organismo consuma todas las reservas de energía (grasa y músculo) para seguir vivo.

Los pacientes más graves se desplazan únicamente de la cama a la butaca y al cuarto de baño para volver a la cama de nuevo. Necesitan ayuda para la mayoría de las cosas que antes realizaban con autonomía. Incluso las formas leves de insuficiencia cardíaca pueden dictar lo que es posible hacer en la vida y lo que no.

Esta enfermedad no es una única patología, sino el resultado final de una serie de disfunciones. A la repetición de ataques cardíacos provocados por una obstrucción de las arterias coronarias se la denomina **miocardiopatía isquémica**. *Isquémico* significa que el riego sanguíneo es insuficiente y *miocardiopatía* indica un músculo cardíaco enfermo; el corazón está marcado por las cicatrices y es ineficaz. Teniendo en cuenta que los infartos de miocardio y la enfermedad de las arterias coronarias son tan comunes hoy en día, la realidad es que cada vez es mayor la parte de la población que tiene riesgo de sufrir este tipo de insuficiencia.

Otros tipos de insuficiencia cardíaca son la **miocardiopatía dilatada**, o dilatación del corazón debido a una enfermedad del músculo cardíaco. A veces se produce a consecuencia de una infección, vírica, por ejemplo, que ataca al corazón. Otras veces afecta a los miembros de una misma familia porque ciertos genes producen células miocárdicas anómalas. Un tipo de insuficiencia que suele ser de carácter familiar, o genético, es la **miocardiopatía hipertrófica**, o un crecimiento tan exagerado del miocardio que no le permite seguir funcionando, e incluso impide que la sangre salga del corazón. El término *hipertrófico* hace referencia al proceso de hipertrofia, por el que las células musculares alcanzan un grosor anormal.

Las válvulas del corazón, responsables de que la sangre circule en la dirección correcta, pueden fallar, bien por estrecharse demasiado (**estenosis**) y restringir así el paso de la sangre o bien por ser demasiado permeables y hacer que se produzca un reflujo (**regurgitación**), lo que significa, en ambos casos, que el corazón tiene que esforzarse más de lo debido. La **enfermedad de las válvulas cardíacas** es una causa común de insuficiencia cardíaca en el mundo en desarrollo, donde dolencias como la fiebre reumática son todavía bastante frecuentes. Pero incluso en un país desarrollado como es Australia, la fiebre reumática sigue afectando a los aborígenes y es una de las razones por las que desarrollan insuficiencia cardíaca incluso los más jóvenes.

En ocasiones no sabemos por qué un corazón deja de funcionar con normalidad; decimos entonces que se trata de una enfermedad idiopática, lo que básicamente significa que es desconocida. Sé lo decepcionante que es para nosotros, los profesionales de la salud, no encontrar explicación a una anomalía, y entiendo que recibir el diagnóstico de una enfermedad grave cuya causa se desconoce debe de ser muy difícil de asimilar.

Con el tiempo, la investigación médica ha dado con medicamentos que ayudan a quienes sufren de insuficiencia cardíaca a sentirse mejor y a vivir más. Uno de los primeros tratamientos que se utilizan son los **diuréticos**, sustancias que favorecen la eliminación de líquidos a través de la orina. Dado que muchos de los síntomas provienen de un exceso de líquido en los pulmones, los miembros y el abdomen, que su volumen disminuya produce un gran alivio.

Los demás medicamentos que administramos tienen esencialmente el propósito de reducir el estrés del corazón, debido en buena parte a los mecanismos corporales de compensación, que a veces se esfuerzan demasiado. Utilizamos fármacos denominados **betabloqueantes**, que ralentizan el ritmo cardíaco e impiden que se estimule en exceso, y también **inhibidores de la enzima convertidora de la angiotensina**, que reducen el estrés al que está sometido el corazón, al disminuir la tensión arterial, y pueden asimismo mejorar ligeramente su salud si el corazón tiene capacidad para ello.

Son muchos los que viven y se desenvuelven en el día a día gracias a estos medicamentos. Pero no a todo el mundo le bastan. Cuando el corazón está tan maltrecho que ni siquiera las medicinas le sirven de ayuda, la única posibilidad de seguir vivo es un radiante corazón nuevo.

CORAZONES DE METAL

El exvicepresidente de Estados Unidos Dick Cheney empezó a fumar a los doce años, y acompañaba los cigarrillos de paquetes enteros de *donuts*. Cuando se presentó como candidato a las elecciones para el Congreso con solo treinta y siete años, tuvo el primer ataque al corazón, de los cinco que padecería a lo largo de su vida. Para el 2010, era un auténtico discapacitado que sufría una insuficiencia cardíaca en fase terminal. Pero la vida le dio una segunda oportunidad gracias a un «corazón artificial» metálico.

Lo mismo que Michael, Cheney vivió apegado a su bomba hasta que recibió el corazón de un donante. En otros tiempos, es posible que ni Cheney ni Michael ni algunos de los miles de pacientes a los que se les ha incorporado esta increíble tecnología hubieran sobrevivido. Esta tecnología ha cambiado la manera de tratar la insuficiencia cardíaca. Lo que coloquialmente llamamos un «corazón artificial» se hace cargo de una parte, a menudo de la mayor parte, de las funciones del corazón enfermo.

Los años sesenta del siglo XX fueron muy importantes para la cirugía cardiovascular, y fue en 1966 cuando el doctor Michael DeBakey implantó con éxito el primer dispositivo de asistencia ventricular (DAV) a un paciente. El dispositivo cumplió su función durante diez días, y el paciente, al que se había sometido a una intervención a corazón abierto, se recuperó. Les quedaba un largo y tortuoso camino por delante a los dispositivos de asistencia ventricular, pero siguieron siendo el santo grial para tratar la insuficiencia cardíaca. En 1967 se llevó a cabo el primer trasplante de corazón, en Sudáfrica; pero los trasplantes no eran entonces lo fiables que son hoy en día, y muchos pacientes morían días o semanas después de la intervención.

Hasta comienzos del siglo XXI, y gracias a un extenso ensayo, no se descubrió que aquellas personas que sufrían insuficiencia cardíaca y tenían incorporados DVA sobrevivían más tiempo que aquellas a las que solo se les administraban los medicamentos más avanzados del momento. A raíz de esto, los DAV adquirieron verdadera importancia. Los principales organismos reguladores de todo el mundo, como la Administración de Alimentos y Medicamentos estadounidense, aprobaron el uso de estos dispositivos de última generación en pacientes que estaban en lista de espera para un trasplante de corazón.

Incluso en el tiempo que llevo ejerciendo mi profesión, los DAV han cambiado el pronóstico de quienes sufren insuficiencia cardíaca. Piensa en Michael, por ejemplo, que pudo irse a casa, recuperar fuerzas y estar en óptimas condiciones cuando finalmente fue posible trasplantarle un corazón. En la actualidad, aproximadamente la mitad de los pacientes cardíacos del mundo entero lleva implantado o insertado algún tipo de dispositivo como puente, o paso previo, al trasplante.

Cuando empecé a trabajar en cirugía cardiovascular, los DAV eran toscos y enormes. En el 2005, creo recordar, la primera vez que vi trasplantar un corazón, el paciente llevaba implantado uno que pesaba 1.150 gramos. Los primeros dispositivos de asistencia ventricular estaban conectados a grandes consolas, parecidas a carros de la compra, lo cual significaba que, aunque se atendía con esmero a sus corazones enfermos, los pacientes estaban confinados en sus habitaciones de hospital. Algunos dispositivos no duraban tanto como los de ahora, de modo que vivíamos pendientes de que apareciera un donante lo antes posible.

Antes, los pacientes llevaban implantados o insertados estos dispositivos durante algo menos de un año, de media. Ahora, en el hospital donde trabajo, hay un paciente que lleva uno desde hace diez años, y en ese tiempo ha recorrido medio mundo. La actual generación de dispositivos en miniatura es también más fiable que las anteriores. Uno de los DAV de menor tamaño que se han aprobado pesa solo 160 gramos; son tan reducidos que caben en el hueco de la mano.

La tecnología empleada en los DAV es verdaderamente ingeniosa. Su función es permitir que salga del corazón una corriente constante de sangre, a través de la bomba, y que circule por todo el cuerpo. La bomba está conectada al ventrículo izquierdo (en ese caso hablaríamos de un DAVI) o al derecho (DAVD) y succiona sangre del corazón y la hace entrar en la carcasa de la bomba.

En la actualidad se utilizan dos tipos de dispositivos, y cada uno de ellos tiene un funcionamiento ligeramente distinto. Uno es una bomba centrífuga: tiene un motor rotatorio que hace girar la sangre y la impulsa hacia el exterior, donde pasa por la carcasa antes de salir despedida. Es el mismo tipo de principio que utilizan las atracciones de feria que desafían la fuerza de gravedad. El otro tipo de dispositivo emplea un flujo axial: la sangre es impulsada en la misma dirección del motor. Aunque la interacción con el corazón es distinta en un caso y en el otro, ambos tipos de DAV dependen de un estimulador magnético: cuando se aplica a los imanes una corriente eléctrica, ocasionan que la bomba gire e impulse la sangre.

En circunstancias normales, el corazón late y se contrae de un modo rítmico, intermitente; es lo que nos hace tener pulso. Si te tomas el pulso, cada una de las pulsaciones que percibes en los dedos significa que el corazón está bombeando sangre y propulsándola por el sistema circulatorio. Quienes tienen implantado un DAV no tienen pulso. En absoluto. El flujo intermitente de la sangre ha sido sustituido por un flujo de sangre continuo. A un paciente del hospital que lleva implantado un DAV le encanta hacer de conejillo de Indias en los cursos de primeros auxilios, solo por ver la cara de los alumnos cuando no consiguen encontrarle el pulso.

Desde la pequeña bomba de metal brillante, la sangre sale despedida con fuerza por un conducto, o cánula de salida, que conecta la bomba a la aorta, si se trata de un DAVI, o a la arteria pulmonar, si es un DAVD. La mayoría de los adultos bombeamos entre cuatro y cinco litros de sangre por minuto que circula por todo el cuerpo, y los dispositivos de asistencia ventricular consiguen unas cifras similares. Algo que por el momento, sin embargo, no se ha conseguido es que el DAV sepa cuándo estamos haciendo ejercicio y aumente el flujo en consonancia. Es una cuestión importante, sobre todo si se quiere que estas bombas sean de uso más generalizado.

Otro aspecto que se sigue investigando es el modo en que los DAV obtienen la energía para funcionar, ya que, por el momento, necesitan estar conectados a una fuente de suministro eléctrico. No a un enchufe, como si fueran una especie de cíborg, pero sus dueños tienen que llevar consigo, en una bolsa, un par de baterías conectadas a un cable que atraviesa la piel, generalmente del abdomen. A través de él, el DAV recibe la energía necesaria e instrucciones de funcionamiento, como a qué velocidad hacer rotar la turbina, y envía a su vez información, por ejemplo de cuánta energía está utilizando.

En general, los dispositivos de asistencia ventricular se implantan en una intervención quirúrgica a corazón abierto. Es una operación fascinante, porque normalmente el paciente entra en el quirófano con aspecto muy enfermo. Algunos se están muriendo ante nuestros ojos; otros están saturados de medicamentos, la única forma que tenemos de mantenerlos con vida hasta el momento de la operación. Cuando abrimos el pecho y cosemos la bomba al corazón y empieza a funcionar, es casi visible cómo este órgano suspira aliviado por haber conseguido al fin un respiro y poder relajar sus esfuerzos. El paciente suele salir del quirófano con mejor aspecto del que tenía cuando llegó; por eso es tan satisfactorio y gratificante formar parte de esta intervención.

Quienes llevan implantado un DAV pueden hacer prácticamente de todo. Cada año, un grupo de pacientes con este dispositivo participa en una carrera popular llamada City to Surf ('surfear la ciudad'). Generalmente terminan los cuatro kilómetros de la carrera, y te aseguro que no suelen acabar los últimos. Se reincorporan a sus trabajos, conducen y se van de vacaciones. Han quedado muy atrás los tiempos en que tener una insuficiencia cardíaca crítica significaba básicamente estar postrado en cama.

En la mayor parte de los casos, los pacientes que llevan un DAV están en la fase que llamamos de «puente al trasplante», es decir, el dispositivo se encarga de mantenerlos vivos y en buenas condiciones hasta que aparezca un donante. Es menor la proporción de pacientes para los que el DAV es la «terapia de destino» y que lo llevarán implantado hasta el día que se mueran, y que coincidirá con el día en que se les desconecte el dispositivo. Por la razón que fuere, son pacientes que no cumplen todos los requisitos para un trasplante de corazón.

Es posible que en el futuro se diseñen DAV todavía más seguros, más duraderos y más sofisticados que los actuales. Cabe la posibilidad incluso de que estos pequeños corazones de metal brillante hagan innecesarios los trasplantes cardíacos. Los investigadores y profesionales clínicos del mundo entero estudian cómo conseguir que estos dispositivos sean todavía más eficientes, para que quizá un día nadie necesite ya sentarse a esperar a que le llegue el precioso corazón de un donante.

CÓMO SE PRACTICA UN TRASPLANTE DE CORAZÓN

El procedimiento es más o menos el siguiente. El paciente que está a la espera de un corazón recibe una llamada. Es la llamada que a menudo lleva esperando recibir desde hace meses o incluso años. Una voz le dice: «Tenemos un corazón para usted; es hora de que venga al hospital».

Eso significa que alguien acaba de morir, y su familia ha tomado la decisión tan sumamente difícil y valerosa de donar sus órganos para darle a otra persona la oportunidad de seguir viva. Es frecuente que quien acaba de morir presente una lesión cerebral catastrófica, provocada por un accidente o por la ruptura de un vaso sanguíneo, por ejemplo, y sufra lo que llamamos muerte cerebral, es decir, que su cerebro ha dejado de funcionar y no puede enviar mensajes de importancia vital al resto del cuerpo. Se encuentra en estado totalmente irrecuperable.

Un equipo de médicos del hospital en el que se va a realizar el trasplante viaja hasta donde se encuentra el donante para extraerle el corazón u otros órganos. Es una intervención muy delicada, y sombría. Pocas veces se respira en un quirófano un respeto tan palpable. Quienes entramos en ese quirófano somos muy conscientes del significado de lo que nos disponemos a hacer: somos los receptores temporales de un órgano que esa persona acaba de regalarle a alguien que lo necesita desesperadamente.

Recuerdo una extracción que practicamos en un joven que había muerto tras un accidente de tráfico. Su madre no pudo ir a verlo, y aun así tomó la admirable decisión de donar su corazón. Siguiendo el procedimiento rutinario que precede a cualquier intervención quirúrgica, comprobamos toda la documentación, incluido el consentimiento para la extracción. Desde lejos, su madre había dado su consentimiento por teléfono, y escuchamos una grabación de la conversación telefónica. No era la primera vez que ocurría, pero quizá sí fue la primera que ninguno de los cirujanos del quirófano pudimos contener las lágrimas.

Paramos el corazón recién donado con una solución conservante de órganos que lo mantiene frío y a salvo durante el transporte, de vuelta al hospital en el que se materializará el trasplante. Por el momento al menos, la forma de conservarlo en perfectas condiciones es introducirlo en una nevera portátil llena de hielo. Un corazón frío no tiene prácticamente necesidad de oxígeno ni de otro tipo de energía, siempre que se coloque en el cuerpo del receptor en un máximo de entre cuatro y seis horas. Esto significa que el viaje de vuelta al hospital suele ser una carrera frenética, a veces en coches de la policía o aviones; en ocasiones en ambos.

El receptor estará anestesiado; una vez que el equipo portador del corazón donado da la señal, el equipo de implantes comienza la intervención para extraerle el órgano enfermo. Cuentan con la asistencia de una bomba extracorpórea, una máquina, también llamada **baipás cardiopulmonar**, que suplanta las funciones del corazón y los pulmones. El paciente está conectado por una serie de tubos, y una pinza sujeta la aorta y aísla el corazón del resto del cuerpo.

Es una sensación inquietante asomar la mirada a la cavidad del pecho de una persona y verla vacía. Una vez que se ha extraído el viejo corazón enfermo, comienza la implantación del nuevo corazón sano. Parece que hubiera kilómetros de tejido por coser: la aurícula izquierda, la arteria pulmonar, la aorta, la vena cava superior e inferior... «El tiempo es oro», así que cuando llega la hora de implantar el nuevo corazón, las puntadas son rápidas y metódicas.

Pero lo mejor está aún por llegar. El momento más emocionante es cuando retiramos la pinza y la sangre vuelve a fluir presurosa al corazón nuevo. Una de las cosas que más me fascinan es que, en cuanto el corazón (o incluso un grupo de células cardíacas) recibe sangre oxigenada rica en nutrientes, empieza a latir; y esto es, ni más ni menos, lo que hace el corazón recién trasplantado. A veces es como un cervatillo que, al principio, intentara enderezar las patas para ponerse en marcha por primera vez. Y luego aprende a hacerlo, y sencillamente late.

Suelo tener la impresión de que en el momento en que el nuevo corazón empieza a asumir su papel y a funcionar, hay un suspiro colectivo de alivio en el quirófano, como si todos hubiéramos estado esperando a comprobar que funciona y que todo va bien. Una vez que está dentro del pecho, el corazón sabe a la perfección cuál es su cometido. En una situación normal, el corazón está conectado al cerebro y al sistema nervioso por nervios que le envían mensajes, principalmente a los centros marcapasos, el nodo **sinoauricular**, que hace de metrónomo, por así decirlo. Pero como el corazón trasplantado no recibe ya estas señales que le indican que se acelere o se ralentice, ya que al extraer el corazón enfermo se cortan los nervios que llegan a este órgano, y no pueden reconectarse cuando se hace el trasplante, el nuevo inquilino tiene que resolverlo de otro modo. Y esto nos lleva al siguiente aspecto que me encanta del corazón.

El corazón funciona con cualquier clase de sangre que le hagamos llegar: se limita a bombear lo que se le presenta. Cuando hacemos ejercicio, aumenta el flujo de sangre que retorna a él, pues los músculos que están trabajando se contraen y la devuelven al pecho. El corazón se da cuenta de que le llega más sangre de lo habitual, y por una especie de reflejo empieza a bombearla a más velocidad y con más fuerza. Algunos pacientes a los que se les ha hecho un trasplante aseguran que notan ese lapso de tiempo que tarda el corazón en darse cuenta de que ha llegado el momento de trabajar más deprisa, pero que, a continuación, todo marcha bien y pueden seguir haciendo lo que desean.

El corazón trasplantado late un poco más rápido que el original; puede llegar a los noventa latidos por minuto, frente a los sesenta o setenta que tenemos habitualmente. La falta de conexión al sistema nervioso parasimpático, y concretamente a las ramas cardíacas del nervio vago, significa que el nuevo corazón no recibe la señal de «calmarse» durante el reposo como normalmente sucede. Carecer de conexión nerviosa significa también que, en un momento de máximo esfuerzo, un paciente al que se le haya trasplantado el corazón quizá no pueda seguir el ritmo de alguien que tenga su corazón original. Digo «quizá no» porque hay atletas que tienen el corazón trasplantado ¡y están en mejor forma que la mayoría de los que no hemos necesitado un trasplante!

El trasplante de corazón no es tanto una cura para la insuficiencia cardíaca como un tratamiento. Quitamos literalmente el corazón viejo y enfermo y lo reemplazamos por uno nuevo. La vida después de un trasplante puede ser asombrosamente plena. Muchos receptores hacen deporte, algunos hasta participan en triatlones extenuantes. Ahora bien, un corazón nuevo conlleva una serie de responsabilidades, necesidades y preocupaciones a largo plazo.

La principal preocupación después de un trasplante cardíaco es el rechazo. Tenemos un sistema inmunitario que está meticulosamente adiestrado para saber reconocer cualquier elemento extraño, ya sea una infección o el tejido o los órganos de otra persona (o animal), y ataca todo aquello que no reconoce como propio. Para impedir que ataque al corazón trasplantado, a los pacientes se les administra un cóctel de medicamentos denominados **inmunosupresores**, que reducen la sensibilidad del sistema inmunitario.

El inconveniente de la inmunosupresión es que el paciente queda expuesto a las infecciones, por lo cual es frecuente que tenga que aplicársele un tratamiento prolongado con antibióticos para evitar infecciones difíciles de tratar. Aunque parece un verdadero fastidio, estos fármacos le salvan la vida. En la época de los primeros trasplantes, los únicos medicamentos de los que disponíamos para impedir el rechazo eran los esteroides, cuyo efecto anulaba hasta tal punto el sistema inmunitario que la mayoría de los pacientes moría unos días o semanas después del trasplante debido a una infección descontrolada. El descubrimiento de la ciclosporina a principios de los años ochenta del pasado siglo permitió que se siguieran practicando trasplantes sin tener que afrontar seguidamente los devastadores efectos de las infecciones, siempre al acecho.

Con el tiempo, un corazón trasplantado puede dar problemas, especialmente si el paciente ha tenido algún episodio de rechazo. Es posible hacer un segundo trasplante, como en el caso de la australiana Fiona Coote, que de niña, en Sídney, se sometió a un segundo trasplante de corazón después de que el primero fallara, y con ese segundo corazón lleva viviendo desde hace casi treinta y dos años. Pero lo cierto es que, a la larga, un corazón trasplantado puede empezar a fallar, o puede producirse un engrosamiento de las arterias coronarias. Por eso digo que no es tanto una cura como un tratamiento de alto nivel para la insuficiencia cardíaca.

En la actualidad, la gente vive una media de doce años después de un trasplante, aunque hay muchas personas que viven más. El tiempo de vida ha ido creciendo progresivamente a medida que han mejorado los medios para atender a las necesidades de los pacientes después del trasplante. Hoy en día, el 85 % de los pacientes sobreviven al primer año, y después de eso tienen muchas posibilidades de vivir bastante tiempo más en buenas condiciones. A John McCafferty se le practicó un trasplante de corazón en Londres en 1982 y sobrevivió treinta y tres años. Murió a los setenta y uno. Fue uno de los receptores de trasplante cardíaco más longevos.

ANTOJOS Y NUEVAS AFICIONES

Una pregunta típica de sobremesa: cuando a alguien se le hace un trasplante de corazón, ¿adquiere las características del donante? Es una pregunta comprensible, teniendo en cuenta que, de tarde en tarde, leemos sobre alguien que se despertó de un trasplante con unas ganas terribles de tomarse una cerveza, aunque hasta entonces la detestaba. Hay quien decide empezar a practicar un deporte o dedicar tiempo a una afición que hasta ese momento no existían en su vida. Hay quienes aseguran que incluso han soñado con el donante.

¿Qué hay de cierto en todo esto? Es verdad que a veces la gente cambia después de un trasplante. En un estudio llevado a cabo en Austria, el 79 % de los pacientes a los que se les había trasplantado un corazón afirmaban no haber notado ningún cambio de personalidad. El resto sentían que sí habían cambiado, pero solo una pequeña minoría pensaba que se debiera al nuevo corazón; la mayoría creía que era el hecho de haber estado al borde de la muerte lo que les había cambiado la forma de ver la vida.

Aunque hoy sepamos que no lo es, el corazón sigue representando la sede emocional del ser humano en un sentido cultural. Hay quien no cree que sería capaz de llevar el corazón de otra persona, o de donar su corazón, puesto que en él está su alma, su esencia. Posiblemente esto explique por qué nos resulta fácil de creer que un trasplante cardíaco conlleve cambios de la personalidad. No hay evidencia científica que respalde la idea de que el receptor de un trasplante cardíaco pueda aficionarse de repente a algo porque su corazón se lo dicta; pero que alguien cambie de actitud ante la vida después de sufrir una enfermedad muy grave, eso sí tiene mucho sentido.

LA DONACIÓN DE ÓRGANOS

Es difícil hablar de trasplantes de corazón sin hacer alusión a cómo llega a nosotros ese órgano. Un corazón donado proviene de alguien que ha muerto; como ya he indicado, generalmente de alguien que ha sufrido una lesión cerebral catastrófica y el diagnóstico es de muerte encefálica. Esto significa que la pérdida de la función cerebral es irreversible, que es imposible que el cerebro se recupere de ella. Para saber con seguridad que el paciente sufre muerte cerebral, dos médicos hacen cada uno por su parte una batería de análisis que demuestren que efectivamente ha muerto. Es un proceso sumamente ético y estricto dirigido a proteger al paciente. En esos momentos, no se tiene en absoluto en cuenta el tema de la donación de órganos.

Alrededor del 69 % de los habitantes de Australia están dispuestos a donar sus órganos, pero solo entre un 1 y un 2 % mueren en las circunstancias precisas que se requieren para poder donarlos. Es necesario estar en una unidad de cuidados intensivos y monitorizado con todo detalle. La situación es similar en el Reino Unido y Estados Unidos, y la decisión final ha de tomarla la familia. Estados Unidos tiene una de las tasas de donantes más altas del mundo, mientras que Australia está en vigésima posición. Todo esto significa que en este país hay una lamentable escasez de órganos para pacientes que esperan la oportunidad de que se les practique un trasplante.

Muchos no hablamos de si nos gustaría o no donar nuestros órganos si morimos. Esto significa que, en la mayoría de los países, la decisión han de tomarla los familiares en esos momentos trágicos. En algunos países como España y Bélgica, existe un sistema de consentimiento previo por el que se considera que todo el mundo es donante a menos que especifique por escrito lo contrario.

No suelo tener ocasión de ver el otro lado. Las normas prohíben terminantemente que los equipos de trasplante tengan la menor relación con las atenciones dispensadas al donante, a fin de que todo se mantenga dentro de la ética más estricta. Sin embargo, a lo largo de los años he conocido dos casos distintos de familias que accedieron a donar los órganos del fallecido y consideran que haberlo hecho fue una luz radiante que las ayudó a salir de una situación muy oscura.

Uno fue el de la madre de un colega de trabajo que murió en un accidente de circulación. La familia decidió donar sus órganos. Fue un golpe muy duro para los hermanos haber perdido a su madre: había bebés en camino y bodas planeadas. Pero están convencidos de que tomaron la decisión correcta; fue una ayuda enorme para ellos saber que alguien tendría una segunda oportunidad de vivir gracias al regalo que le había hecho su madre.

El otro caso fue el de un receptor que, por una serie de extrañas coincidencias, acabó conociendo a la familia del donante. Establecieron una relación que continúa hasta el día de hoy. Cada vez que se reúnen, el ser querido al que perdieron está con ellos, latiendo en el pecho de esa persona. Su corazón sigue vivo, lo mismo que el recordatorio del precioso regalo que todos decidieron hacer.

CÓMO PREVENIR LA INSUFICIENCIA CARDÍACA

La insuficiencia cardíaca se está convirtiendo en nuestros días en una de las mayores amenazas para la salud. A menos que estés entre el grupo de gente que sufre una infección desafortunada o que tiene una predisposición genética o de origen desconocido a esta patología, en buena medida, sin embargo, se puede evitar. La causa de casi una tercera parte de los trasplantes que se realizan en el mundo son los daños que provoca en el corazón la enfermedad de las arterias coronarias, normalmente al cabo de los años. Otras disfunciones, como la enfermedad valvular, que son causa de insuficiencia cardíaca, pueden tratarse a menudo antes de que los daños del miocardio sean irreversibles.

Para reducir de por vida el riesgo de insuficiencia cardíaca, es esencial disminuir el riesgo de enfermedad coronaria. Lleva una dieta equilibrada y haz ejercicio con regularidad, ya que el ejercicio es una forma estupenda de prevenir las enfermedades cardíacas. Si fumas, ha llegado el momento de que lo dejes de inmediato; cuanto antes lo hagas, antes podrá empezar a curarse tu cuerpo. Diversos estudios en los que participaron hombres a los que se consideraba con riesgo de insuficiencia cardíaca han demostrado que adoptar cuatro, al menos, de los factores que contribuyen a un estilo de vida saludable (ejercicio, dieta, bajar de peso y no fumar) hace que el riesgo disminuya de un 21 a solo un 10 %.

Por encima de todo, conoce tu corazón. Para saber si tienes peligro de desarrollar una cardiopatía, haz que te midan periódicamente la tensión arterial, el colesterol y los niveles de glucemia, y si los valores indican una situación de riesgo, hazte examinar el corazón.

Aunque indudablemente la medicina moderna ha logrado avances formidables en lo que a trasplantes cardíacos y corazones artificiales se refiere, lo mejor es pensar que tienes solo un corazón. Cuídalo como si fuera el precioso regalo que es un corazón donado.

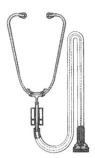

CAPÍTULO 4

MISTERIOS MÉDICOS DEL CORAZÓN DE LA MUJER

El corazón de una mujer
es un profundo océano de secretos.

Rose,
Titanic

Si te dijera que el corazón de una mujer es diferente del de un hombre, ¿pensarías que estoy expresando algo obvio? Por supuesto que es obvio lo que digo, pero no por las razones que posiblemente creas. ¿Sabías que la enfermedad cardíaca es la principal causa de muerte en las mujeres? Esta es una de las grandes realidades sobre la salud femenina que nunca nos han contado, de la que no han tenido noticia ni las mujeres ni los profesionales de la salud. El corazón de la mujer tiene una estructura diferente al del hombre, y también es diferente cómo experimentan el hombre y la mujer un ataque al corazón; lo que sucede es que la mayoría de las investigaciones sobre ataques cardíacos las han efectuado los hombres en estudios con hombres. Cuando una mujer sufre un ataque al corazón, tiene más probabilidades de morir que un hombre, y el riesgo es aún mayor si es una mujer joven. Sin embargo, todo esto está cambiando, a medida que vamos descubriendo qué es lo que hace palpitar al corazón de la mujer.

Tradicionalmente, nuestra sociedad ha transmitido en los libros, las películas y los cuentos de hadas una imagen frágil y delicada del corazón femenino, convertido bien en un premio que se podía ganar o bien en algo que podía romper aquel que no correspondiera a su amor. Por supuesto, esto no es exactamente así. El corazón de una mujer es mucho más que materia prima para folletines románticos, y lo mismo puede ser estímulo de vida que hacerla peligrar.

Una vez tuve una paciente cuyo caso me conmovió de verdad. No era mucho mayor que yo, y la primera vez que la vi estaba en la unidad de cuidados intensivos conectada a un equipo de soporte vital. A pesar de ello, me pareció que la conocía, porque las paredes de la habitación de la UCI estaban cubiertas de fotografías en las que aparecía sonriendo a la cámara, fuerte y sana. Podía haber sido yo.

Unos días antes, se estaba preparando para ir a una comida de celebración que la familia había organizado para su padre, pero no consiguió llegar porque de repente empezó a sentirse muy mal. Le costaba respirar y sentía un dolor muy agudo en el pecho. El sudor le corría por el rostro. Se cayó de espaldas y llamó a su marido y a sus hijos pidiendo ayuda. La llevaron al servicio de urgencias del centro médico más próximo, que por suerte estaba a solo cinco minutos. Digo por suerte porque, cuando llegaron, el corazón le dejó de latir. Los médicos y los enfermeros empezaron a presionarle rítmicamente el pecho y a darle medicamentos, y el corazón volvió a funcionar. Había sufrido un paro cardíaco. Pero ¿por qué? Era joven, estaba fuerte y sana; por lógica, no debía haberle ocurrido a ella.

Le hicieron una prueba, un **angiograma coronario**, para la cual se inyecta un contraste en las arterias coronarias que permite comprobar si están obstruidas. En este caso, la arteria principal del corazón se había desgarrado y había provocado un ataque cardíaco masivo. Es lo que se conoce como **disección espontánea de las arterias coronarias,** y se produce casi exclusivamente en mujeres de menos de cincuenta años o en mujeres que poco antes han dado a luz. No era una disección mínima. El músculo cardíaco y todo el ventrículo izquierdo estaban tan dañados que el corazón no era capaz de bombear sangre, apenas vibraba. De repente, la mujer sonriente de las fotos a la que se veía nadando y abrazando a sus amigas dependía de los medicamentos y máquinas más avanzados para seguir con vida.

Unos días después, entró en el quirófano para someterse a una intervención en la que se le insertaría un corazón artificial, un DAV. Esa pequeña bomba la mantendría con vida mientras esperaba un trasplante; entonces se le extraerían la bomba y el corazón enfermo y los reemplazaría el corazón sano de un donante.

Vi en esa mujer a alguien no muy distinta de mí. Sin embargo, allí estaba postrada en cama. Me he acordado de ella muchas veces a lo largo de todos estos años cuando he visto llegar al hospital a mujeres con problemas cardíacos. Algunas tienen un corazón que no se formó correctamente antes de que nacieran, mientras que otras tienen diabetes, hipertensión o unos genes problemáticos. Otras, sencillamente, tienen mala suerte.

LOS ESTRÓGENOS Y LOS VASOS SANGUÍNEOS

Hasta finales de los años noventa del siglo XX, no se consideraba que la enfermedad cardíaca afectara generalmente a las mujeres. De hecho, una importante revista médica publicó en cierta ocasión un artículo que proclamaba que, dado que el riesgo de sufrir un ataque al corazón era mucho menor en las mujeres que en los hombres, no tenían por qué preocuparse. Ni tampoco sus médicos.

El mito surgió por la combinación de dos elementos: un poco de hormonas y un poco de matemáticas. Hasta la menopausia, la mujer fabrica estrógenos, una hormona que es un auténtico regalo porque nos protege contra algunas enfermedades. Los estrógenos ayudan a que los huesos se mantengan fuertes y evitan la osteoporosis (que los debilita, adelgaza y hace que se rompan con más facilidad), mientras que en el corazón y los vasos sanguíneos actúan como antídoto casi perfecto contra la enfermedad cardíaca. Para ser una hormona fabricada por y, principalmente, para los órganos reproductores de la mujer, el trabajo que desempeñan en otros lugares del cuerpo es poco menos que portentoso.

¿Te acuerdas del colesterol y las grasas maléficas? Estas pequeñas alimañas excavan, prácticamente, las paredes de los vasos sanguíneos, se instalan y traen consigo toda clase de células, **macrófagos** entre ellas. Los macrófagos constituyen una parte importante del sistema inmunitario; combaten la infección, la inflamación e incluso el cáncer. Ahora bien, son un poco agresivos cuando se presentan en la pared de los vasos sanguíneos y atacan el colesterol. Devoran más de lo que son capaces de digerir, así que se hinchan llenos de grasa y se convierten en células espumosas. El ataque y la respuesta hacen que la pared del vaso sanguíneo se inflame y forme una placa, que al ir engrosándose acaba por obstruir el vaso y cerrarle el paso a la sangre, lo cual produce un infarto cerebral o cardíaco.

Los estrógenos consiguen reducir este proceso de distintas maneras. Cuando las grasas intentan invadir la pared de los vasos sanguíneos e inadvertidamente los macrófagos la dañan, llegan estas hormonas y hacen que las grasas, los macrófagos y cualquier aliado suyo formador de placa sigan su curso y dejen el camino relativamente despejado. Los estrógenos mandan señales para calmar la inflamación de las paredes de los vasos sanguíneos y envían al colesterol a que se almacene allí donde no puede causarles daño. Además, ayudan a que los vasos sanguíneos se relajen y mantengan la flexibilidad para poder estirarse, aumentar de tamaño y permitir que la sangre fluya por ellos. Los estrógenos son los profesores de yoga de los vasos sanguíneos: consiguen que se relajen y tienen un efecto depurativo.

Los médicos y los científicos empezaron a pensar que los estrógenos desempeñaban un papel importante en la prevención de las enfermedades cardiovasculares por dos razones. En primer lugar, después de la menopausia las mujeres sufrían muchos más ataques cardíacos y, al examinar las arterias coronarias, se vio que también presentaban muchas más obstrucciones; de hecho, después de la menopausia, el número de obstrucciones aumenta en todas las arterias del cuerpo. En segundo lugar, las mujeres que tomaban estrógenos sintéticos en la terapia de reemplazo hormonal (TRH) tenían, al parecer, menos ataques cardíacos y menos obstrucciones arteriales que aquellas que no seguían este tratamiento. Probablemente estés pensando: «Si los estrógenos previenen los ataques cardíacos, ¿por qué no los tomamos todos?», y la verdad es que es una buena pregunta; a fin de cuentas, a las mujeres ya se les receta la TRH para aliviar síntomas de la menopausia como los sofocos y la fragilidad de los huesos. Hay dos razones por las que no recetamos esta terapia solo para el corazón: por un lado, los estudios han revelado que los estrógenos no resultaron tan eficaces como se esperaba cuando se les administró a las mujeres para prevenir la formación de placa en las arterias; por otro, hay mujeres en las que la TRH podría aumentar el riesgo de cáncer de mama o de formación de coágulos en las piernas y los pulmones (trombosis venosa profunda). Básicamente, podría ser peor el remedio que la enfermedad, en lo que respecta a aplicarlo como terapia para el corazón. De todos modos, es una conversación muy interesante que puedes tener con tu médico para ver cuáles serían los beneficios en tu caso.

Cuánto influyen en la salud del corazón los estrógenos y otras hormonas, así como las diferencias biológicas entre hombres y mujeres, es un tema que se está investigando seriamente en estos momentos. La evidencia parece no dejar dudas de que están relacionados, pero no sabemos mucho todavía sobre los aspectos esenciales de esa influencia. Cuando la conozcamos mejor, quizá incluso podamos desarrollar un tratamiento basado en ella.

EL CORAZÓN FEMENINO

El estudio del corazón y las enfermedades cardíacas de la mujer es relativamente nuevo, y está teniendo como resultado hallazgos fascinantes y de mucha importancia. Se ha visto, por ejemplo, que la enfermedad tiene un desarrollo diferente en las mujeres y en los hombres y que también es diferente cómo responden a ella. Y esto no solo es interesante como dato científico curioso, sino que es importantísimo que averigüemos en qué consisten exactamente esas diferencias, ya que la enfermedad cardíaca está matando a las mujeres.

Durante años, la investigación de las enfermedades cardio-vasculares se ha centrado principalmente en los hombres. No tiene mucha razón de ser, y en realidad lo que ha dado lugar a esa idea de que los hombres son los principales afectados es el modo en que se han llevado a cabo los estudios. En un ensayo de investigación, se confecciona una lista de los sujetos que padecen cierta enfermedad, cardiovascular por ejemplo, y se les adminis-tra una determinada medicación o se les aplica un tratamiento y se observa cómo responden. Estamos atentos a si la enfermedad mejora o los pacientes empiezan a sentirse mejor, o incluso a si se producen más muertes en este grupo que en otro al que se ha aplicado un tratamiento diferente. Como los hombres sufren más ataques al corazón, a lo largo de los años se ha reclutado a más hombres que mujeres para los ensayos y, por consiguiente, tanto el tipo de pruebas como los tratamientos se han basado en los resultados obtenidos al estudiar la enfermedad en ellos.

Sin embargo, aunque es cierto que los hombres sufren ma-yor número de ataques cardíacos, las mujeres cuando los sufren salen peor paradas: la mortalidad es mayor, y las que sobreviven padecen más a menudo insuficiencia cardíaca, que supone se-rias dificultades para llevar una vida normal. En las más jóvenes, la diferencia es particularmente alarmante. Si eres una mujer de menos de cincuenta años y sufres un ataque cardíaco, tienes la mitad de probabilidades de sobrevivir que un hombre que esté en las mismas condiciones. Igual te parezco exagerada, pero en-tiendo que es una diferencia demasiado grande como para que-darnos de brazos cruzados. Cuando leo esta clase de estadísticas, la primera pregunta que me hago es por qué y la segunda, qué podemos hacer al respecto, pero de eso ya hablaremos.

La razón de que mueran más mujeres que hombres es sen-cillamente que el corazón de la mujer tiene una constitución biológica diferente. Muy diferente, en realidad. Empecemos por los aspectos más simples: de entrada, es más pequeño que el del hombre, pero esto no significa que sea un modelo inferior; cumple su función perfectamente. Y, también, suele latir un poco más deprisa, aunque, si la mujer hace ejercicio y está en forma, es posible que ni siquiera se aprecie la diferencia. En cualquier caso, estas no son diferencias importantes; es el funcionamiento interno lo que de verdad importa. La primera diferencia es muy interesante. El infarto de miocardio se produce cuando las arterias que llevan la sangre al corazón se obstruyen a causa de la placa formada por las grasas y por las células del sistema inmunitario. Este es el ataque cardíaco convencional, y, si hacemos un angiograma coronario, vemos de hecho cómo el contraste introducido en las arterias deja de fluir al encontrarse con la obstrucción. Excepto cuando no es así. Resulta que hay otra manera de sufrir un ataque al corazón, y es lo que suele sucederles a las mujeres.

Imagina que estás en un embotellamiento en la autopista porque un par de kilómetros más adelante se ha averiado un camión en el carril derecho, y todos los coches tienen que rodearlo y pasar por el estrecho espacio de carretera que queda libre. Así es el primer tipo de ataque cardíaco: una gran obstrucción justo en medio del camino. Ahora imagina que los operarios viales han colocado conos naranjas a uno y otro lado de la carretera a lo largo de varios kilómetros para estrecharla y reducirla a un solo carril. Cuando llegues al punto en que se encuentra el obstáculo, no necesitarás salirte de tu carril, intentar entrar en la fila de coches del carril contiguo y pasar por el estrecho espacio que deja libre el camión averiado, pero conducir por una carretera estrecha te habrá obligado a bajar de velocidad. El ataque al corazón que sufren muchas mujeres es algo parecido a esto.

La forma en que se deposita la placa en las arterias coronarias de la mujer se asemeja al estrechamiento por ambos lados de toda una sección de carretera, y esto tiene un par de efectos secundarios que pueden colocar en una situación muy poco ventajosa a la mujer que intenta ganarle la batalla a la enfermedad cardiovascular. El primero es que es difícil de detectar con pruebas como los angiogramas coronarios. Lo mismo que si miráramos desde arriba el atasco del segundo caso, en el angiograma no es visible ninguna obstrucción. Los angiogramas son eficaces para detectar bloqueos de mayor tamaño, pero no es su especialidad divisar conos naranjas.

En segundo lugar, todo se complica por el modo en que se comportan y responden las arterias de la mujer. La pared de las arterias coronarias tiene una capa de fibras musculares que pueden contraerse y estrechar el vaso o relajarse y expandirlo; y las arterias de la mujer tienden a contraerse mucho, lo cual estrecha el paso y provoca el equivalente a un embotellamiento prolongado para la sangre que llega.

Los vasos sanguíneos están recubiertos en su interior por una serie de células muy perspicaces que forman un revestimiento llamado **endotelio**, que no se limita a ver pasar la sangre, sino que interviene activamente: secreta hormonas que pueden hacer que los vasos sanguíneos se relajen o se contraigan y envía señales cuando sufre algún daño, para que la sangre se coagule y no nos desangremos. Cuando decide portarse mal, puede causar toda clase de estragos, como contraer la capa muscular hasta reducir al mínimo la arteria o estimular la sedimentación de placa, que con el tiempo producirá obstrucciones. Factores como el consumo excesivo de grasas poco saludables, fumar o tener hipertensión arterial pueden hacer que el endotelio, antes tan perspicaz, pierda la cabeza y haga maldades.

También el miocardio es diferente en las mujeres. El músculo cardíaco se contrae y se dilata. La contracción se denomina **sístole** y la dilatación, **diástole**. Generalmente, cuando alguien sufre un ataque cardíaco es debido a que el corazón tiene dificultad para bombear sangre a la aorta y a la arteria pulmonar; y si el corazón no es capaz de bombear sangre con eficacia, los órganos y los tejidos no reciben la irrigación sanguínea, el oxígeno y los nutrientes que necesitan. Pero hay otra causa de ataque cardíaco distinta, relacionada con la diástole, ese momento tan importante en que toda la sangre retorna presurosa al corazón, lista para ser expulsada y circular por todo el cuerpo.

Imaginemos por un momento que el corazón es un globo. Cuando está vacío, está blando, pero al introducirle aire, o agua, las paredes se estiran y ya no son tan blandas y elásticas: el globo tiene mucha más firmeza y una superficie tensa y de aspecto brillante. Imagina ahora un globo que tuviera las paredes muy gruesas y rígidas. Sería mucho más difícil inflarlo soplando si la pared es demasiado rígida como para expandirse. Eso es precisamente lo que puede ocurrirle al corazón, que se haya vuelto tan rígido que no pueda llenarse lo necesario. En medicina se denomina **disfunción diastólica**, y significa que el corazón no es capaz de acoger un volumen de sangre suficiente como para irrigar con ella el cuerpo entero. Ahora bien, es un órgano absolutamente metódico: con cada latido, despide la sangre que recibe, y si la cantidad es insuficiente, se esfuerza por bombear esa pequeña cantidad de sangre y distribuirla luego por el cuerpo. El síndrome del corazón rígido es muy difícil de tratar; quienes lo padecen se sienten francamente mal, y la mortalidad es más alta en este caso que en el de otros tipos de disfunción cardíaca. Por desgracia, es también más común en las mujeres.

¿Empiezas a tener la sensación de que a las mujeres nos han tocado cartas bastante malas en la partida de las enfermedades cardíacas? Pues prepárate, porque nos queda todavía por explicar una de las mayores diferencias que existen entre el cuerpo del hombre y de la mujer.

EL EMBARAZO – HACER BEBÉS

El embarazo es la gran diferencia entre hombres y mujeres. Y si a una mujer que haya tenido tres hijos le pides que elabore una lista de los síntomas que tuvo mientras estaba embarazada, probablemente en ella estén incluidos los tobillos hinchados, el estreñimiento o el reflujo gástrico. A pesar de la maravillosa recompensa final, la mayoría de las mujeres coincidirían en que la gestación supone un estrés considerable para el cuerpo.

Tienen razón. Esos nueve meses someten a un tremendo estrés al organismo y en particular al corazón. Para cuidar del ser que la mujer lleva dentro, el corazón late más deprisa y pone en circulación un volumen mayor de sangre, a fin de que el feto reciba los nutrientes necesarios. Pero esto no es todo. Los vasos sanguíneos se ablandan y se estiran por la acción de las hormonas del embarazo, y se ponen en marcha además otros procesos de los que por el momento sabemos muy poco.

El embarazo puede suponer para el cuerpo una sobrecarga tan grande que en ocasiones da lugar a enfermedades, que afectan en especial al corazón. Algunas de ellas aparecen durante ese periodo, y lo que sí sabemos con seguridad es que las mujeres que las desarrollen deberán cuidarse mucho el resto de sus vidas.

La primera disfunción que puede afectar al corazón de la mujer durante el embarazo, y después de él, es la **diabetes gestacional**. Cuando se presenta supone un grave problema tanto para la madre como para el feto, que a veces crece exageradamente, lo cual puede poner en peligro la vida de ambos durante el parto; y después de él, puede hacer que el recién nacido enferme de gravedad. Los bebés nacidos de madres diabéticas tienen asimismo más probabilidades de ser diabéticos en una etapa posterior de sus vidas. Por otra parte, la diabetes gestacional predispone a la madre a sufrir otras complicaciones serias mientras está embarazada.

La otra enfermedad grave que puede presentarse en el embarazo es la **preeclampsia**, que provoca hipertensión arterial aguda y hace que los riñones pierdan cuantiosas proteínas a través de la orina. Si no se trata debidamente, puede dar lugar a la **eclampsia**, que afectará a los riñones, el hígado y los glóbulos rojos. En los casos más graves, aparecen convulsiones. Como en el caso de la diabetes, si la madre está enferma lo estará también el bebé. Algunas mujeres sufren hipertensión durante el embarazo, aunque sin llegar a extremos como el de la preeclampsia o la eclampsia; aun así es importante que estén pendientes.

Ambas afecciones suelen mejorar después del parto. De todos modos, aunque todo se «estabilice» y vuelva a la normalidad, el hecho de que se presenten problemas como la hipertensión o la diabetes en el embarazo revela que la mujer es propensa a sufrirlas. Y tanto la diabetes como la hipertensión arterial se encuentran entre los factores de riesgo de enfermedad cardíaca más comunes, pues dañan directamente los vasos sanguíneos y el corazón. Es posible que desaparezcan después del parto, pero sus secuelas perdurarán años. En la actualidad, los médicos y los profesionales de enfermería son mucho más conscientes de que las mujeres que han sufrido diabetes o preeclampsia durante el embarazo deben observar un control más estricto que las que no. En adelante, estas mujeres deberán tomarse su salud con especial cuidado.

AFECCIONES QUE ATORMENTAN AL CORAZÓN DE UNA MUJER

- El embarazo puede ser una «prueba de estrés», causar daños directos al corazón y revelar si una mujer corre riesgo de sufrir ciertas dolencias en el futuro.
- El síndrome del ovario poliquístico puede hacer que se tenga propensión al sobrepeso, lo cual no favorece la salud del corazón.
- Las mujeres son propensas a sufrir problemas relacionados con el sistema inmunitario como la sobreactivación, que puede someter al corazón a un esfuerzo añadido o enfermarlo.
- Algunas enfermedades cardíacas son más frecuentes en las mujeres, como la disección espontánea de la arteria coronaria, la insuficiencia cardíaca diastólica o la miocardiopatía periparto (el bombeo insuficiente de sangre después de dar a luz).
- La diabetes y otras enfermedades son mucho más perjudiciales para el corazón de la mujer que para el del hombre. Las diabéticas suelen tener complicaciones más frecuentes y más graves.

LOS ATAQUES AL CORAZÓN NO SON COMO LOS DE LAS PELÍCULAS

Las películas y la televisión nos han enseñado bastante sobre ataques al corazón. Por lo general, suelen ocurrir de la misma manera: alguien, casi siempre un hombre, se aprieta el pecho y parece sentir un dolor insoportable. Cae al suelo y se gira de lado, y pronto lo rodea una multitud de curiosos, entre los que alguien se abre paso diciendo en voz alta: «Soy médico». Si el corazón le deja de latir, alguien le hace una reanimación cardiopulmonar y el paciente experimenta una recuperación milagrosa. Jack Nicholson se recupera de un ataque cardíaco para contrariar a Diane Keaton en *Cuando menos te lo esperas*; lo vemos andar con el trasero asomando por la abertura del camisón, y todo acaba bien.

Seas hombre o mujer, no es así como suele ocurrir. La mayoría de la gente se queja de dolor en el pecho, y en general se considera el síntoma predominante de un ataque cardíaco, pero no es tan dramático. Lo normal es que se hable de «opresión»; «como tener un elefante encima del pecho», me contaba una vez un hombre hace muchos años. A veces el dolor sube hasta la mandíbula o baja por los brazos o incluso la espalda. Muchos pacientes informan de haber sentido náuseas, y algunos vomitan. Otros sudan profusamente y se quedan pálidos por efecto de la adrenalina que secreta su cuerpo en grandes cantidades en respuesta al padecimiento súbito del corazón. A veces se pasa, si la persona se sienta y reposa. A veces no. Hollywood se aburriría de lo lindo con el aspecto que tiene un ataque cardíaco de verdad.

Las mujeres son un poco más sutiles cuando los sufren. Es menos común el clásico dolor opresivo en el pecho, que solo comentan como síntoma aproximadamente la mitad de las mujeres que sufren un ataque al corazón. Ellas experimentan otros síntomas, menos claros, que al personal médico y de enfermería le resulta difícil detectar, y que a ellas mismas les impide saber con certeza si les está sucediendo algo grave. Las mujeres suelen notar dolor en sitios muy curiosos: la mandíbula, la parte superior del abdomen o a veces simplemente la espalda; es posible que se cansen mucho o les falte el aliento en actividades que antes realizaban con facilidad, como subir las escaleras o sacar a pasear al perro.

Cada vez que digo esto en una charla, todas las mujeres de la sala me miran con los ojos muy abiertos y replican: «Pero yo estoy siempre cansada, ¡no puede ser por el corazón!», y afortunadamente es cierto. De todos modos, ilustra un detalle muy importante, y es lo difícil que es diferenciar cuándo se trata solo de un efecto natural de la vida o un simple dolor de espalda y cuándo de una disfunción grave. Y nos confunde no solo a nosotras, las mujeres cansadas del mundo, sino que puede confundir también a los profesionales de la salud.

En cierta ocasión recibí una llamada de un médico que quería que operara a corazón abierto a una mujer que acababa de sufrir un ataque cardíaco y eliminara las obstrucciones que lo habían provocado. Me habló de la mujer: tenía casi cincuenta años, fumaba y su padre había muerto a los cincuenta de un infarto de miocardio. Me contó que había llegado a urgencias con lo que los médicos llamamos un dolor «atípico» en el pecho. Esto significa que es distinto del dolor de pecho al estilo Hollywood, y por tanto no solemos relacionarlo con el corazón. De todos modos, a alguien se le ocurrió hacerle un análisis de sangre, y los resultados mostraron que la mujer había sufrido de hecho un ataque cardíaco; cuando se la examinó para detectar posibles obstrucciones de las arterias coronarias, se vio que efectivamente las había y eran serias.

Escuchaba lo que me contaba el médico y capté cierta sorpresa en su voz; parecía estar diciendo: «¡Fíjate qué cosa más rara! Menos mal que tuvo la suerte de que a alguien se le ocurriera examinarla, ¿no?», como si acabáramos de toparnos con la respuesta a un gran misterio. Pero este no es un caso aislado. Muy a menudo, ni al paciente ni a los médicos se les ocurre encajar las piezas y reconocer un ataque al corazón. Cuesta darse cuenta de que los ataques al corazón pueden ser unos farsantes. Fingen ser algo distinto, o, lo que es más común todavía, no ser nada en absoluto; el cansancio normal de cualquier mujer.

Recuerdo que una colega me habló de una mujer a la que había atendido en su clínica. Tenía cuarenta años y era abogada. Estaba sana y en forma; salía a caminar o a correr varias veces a la semana, nunca había fumado, apenas bebía y se cuidaba de verdad, a la vista de lo cual nadie entendía por qué no era ya capaz de andar tanto como hasta entonces. La mujer contaba que tenía que dejar de caminar porque cada vez que alcanzaba un poco de velocidad, sentía un dolor en un lado del cuello. Había ido al menos a tres médicos diferentes y todos se habían rascado la cabeza y habían pedido que se le hicieran análisis de sangre y pruebas de ultrasonidos para examinarle el cuello.

En un momento de desesperación, después de mucho buscar dio con el nombre de esta colega mía, que además de ser cardióloga es mujer, y una mujer clara y directa. Me contó que la examinó y le dijo: «Me sorprendería que el dolor pudiera estar relacionado con el corazón, porque eres joven y estás sana y en buena forma. Pero deberíamos comprobarlo». Y no perdieron un segundo. A aquella mujer dinámica, esbelta y sana le hicieron un angiograma coronario para ver si había alguna obstrucción de las arterias coronarias que fuera la causante del dolor de cuello. Mi colega me envió las fotos por correo electrónico y no pude reprimir un grito ahogado de consternación al ver las imágenes en la pantalla. Habían descubierto el problema: una obstrucción compacta y muy peligrosa en una de las arterias más importantes del corazón. Por suerte, es una historia con final feliz: se la trató y en la actualidad está bien. Pero no todos los casos tienen este final.

Aquella mujer que sufría dolor de cuello pero llevaba una vida sana no presentaba los síntomas que normalmente inducen al médico a hacer la prueba adecuada, un angiograma coronario (tuvo suerte de encontrar finalmente a alguien que contempló la posibilidad de que el dolor estuviera relacionado con el corazón); y todo, porque los síntomas no coincidían con el cuadro «típico». Es poco probable que el médico considere necesario hacerle este tipo de pruebas a una mujer, principalmente porque su cuadro clínico no concuerda con el del «típico» ataque al corazón. No solo eso, sino que, como ya veíamos en un apartado anterior, aun cuando se considerara necesario hacerle pruebas, es posible que no fueran las indicadas.

Con el tiempo, la medicina ha avanzado mucho en el modo de tratar las enfermedades cardiovasculares. A menos que el paciente sea mujer. Quizá te preguntes por qué vuelven a quedar relegadas las mujeres también en este caso; que yo sepa, no hay una sala llena de hombres anónimos que deciden que las pastillas buenas son solo para ellos. La verdad es más complicada que eso.

Ya vimos que el corazón de la mujer tiene un funcionamiento distinto al del hombre, pero es que, además, la forma en que responde a la enfermedad es también distinta. La enfermedad cardiovascular en la mujer es una clase diferente de agresor.

Durante muchos años, como los ensayos médicos se han efectuado principalmente con voluntarios masculinos, la combinación de cirugía y medicamentos diseñada para combatir las enfermedades cardíacas se han puesto a prueba en los hombres, que, como es obvio, sufren el tipo de enfermedad cardíaca masculino. Cuando utilizamos el mismo arsenal terapéutico para las mujeres, como ni los medicamentos ni el tipo de intervención están diseñados para la forma concreta de enfermedad cardiovascular que ellas sufren, no resulta tan efectivo, y la combinación más adecuada está aún por descubrir.

Cuando me doy cuenta de todas las distintas razones por las que las mujeres se encuentran en franca desventaja frente a los hombres en lo que a las enfermedades cardiovasculares se refiere, me enfado bastante, y me siento un poco triste y preocupada por mi propia salud cardíaca. Es una situación complicada: no podemos dedicarnos a hacer pruebas, menos aún pruebas invasivas, a cada mujer que presente síntomas atípicos o basándonos en suposiciones y conjeturas. Algunas de las pruebas conllevan riesgos, y procuramos no exponer a nadie a ellos innecesariamente. En la actualidad, hay investigadores y médicos que estudian el tipo de pruebas cardíacas que se realizan e intentan descubrir la posibilidad de ajustarlas para que resulten eficaces al aplicarlas a las mujeres. ¡Así que no desesperes todavía: la situación está cambiando!

EL FUTURO DEL CORAZÓN DE LA MUJER

A lo que acabo de explicar, tengo que añadir, no obstante, que la enfermedad cardiovascular de la mujer está recibiendo mucha atención en estos momentos. Hay investigadores en todo el mundo que han empezado a indagar en las cuestiones que plantea el corazón femenino para intentar desentrañar algunos de sus misterios. Se están estudiando las diferencias biológicas de la enfermedad cardíaca para descifrar su comportamiento, y es de esperar que se encuentren tratamientos más eficaces.

Algo sumamente importante que podemos hacer de entrada es cambiar el discurso y empezar a hablar de la enfermedad cardiovascular como una patología no exclusiva del hombre, sino también de la mujer. Se han hecho en distintas partes del mundo campañas como *Go Red for Women* (Mujeres de rojo: por tu corazón) y *Making the Invisible Visible* (Dejar de ser invisibles) con el objetivo de concienciar a las mujeres, a sus familias y a los profesionales de la salud.

¿Qué puedo decirte a ti personalmente sobre el futuro de tu corazón? Teniendo en cuenta que las mujeres que sufrimos una enfermedad cardíaca no salimos tan bien paradas como los hombres, está claro que es mucho más importante prevenir que curar. Por suerte, buena parte de las enfermedades cardíacas se pueden prevenir. La diabetes y la hipertensión suelen ser consecuencia de muchos años de malos hábitos alimentarios, y, lo mismo que el «estilo de vida», son factores que tienen un papel sustancial. A esto debemos añadir el papel de nuestros genes. Igual somos afortunadas y tenemos genes que nos protegen de las enfermedades cardiovasculares; o igual no, y los que nos han tocado en suerte nos hacen la vida más difícil.

El corazón de la mujer es bellísimo, y no solo en las películas o las novelas románticas. Piensa en las mujeres que hay en tu vida, y en tu deseo de que tengan una vida larga y feliz. Mientras seguimos intentando desentrañar las complejidades del corazón femenino, cuida del tuyo con todos los medios de que dispones.

CUIDA DE TU CORAZÓN: HOJA DE RUTA PARA LA MUJER

Más del 80 % de las mujeres tiene al menos un factor de riesgo de enfermedad cardíaca que es posible prevenir, y el 60 % tiene tres o más. Me refiero a factores como el tabaco, la inactividad física, el sobrepeso, la diabetes o la hipertensión arterial. Habla con tu médico sobre cómo controlarlos y haz lo siguiente:

- Conoce tus factores de riesgo. Habla con tu familia y entérate de si algún miembro sufre problemas de corazón. Pídele al médico que te tome la tensión y que te haga análisis para determinar el nivel de colesterol y un reconocimiento general para ver si presentas un riesgo de desarrollar diabetes. Saber te da la posibilidad real de cambiar.

- Si tuviste problemas durante el embarazo, presta más atención todavía a tu salud, no solo en futuros embarazos sino siempre. Como tienes un riesgo ligeramente mayor de padecer algunos trastornos, como diabetes o hipertensión, presta especial cuidado, y asegúrate de que tu médico hace lo mismo.
- ¡Muévete! Si caminas a paso rápido o corres, aunque te hayan tocado en suerte los genes que propician las enfermedades cardiovasculares, puedes reducir a la mitad el riesgo de enfermar.
- Habla del tema. Mientras intentamos que las mujeres tomen conciencia, cuenta lo que has aprendido sobre el corazón a todas las mujeres que conoces y anímalas a que se cuiden.

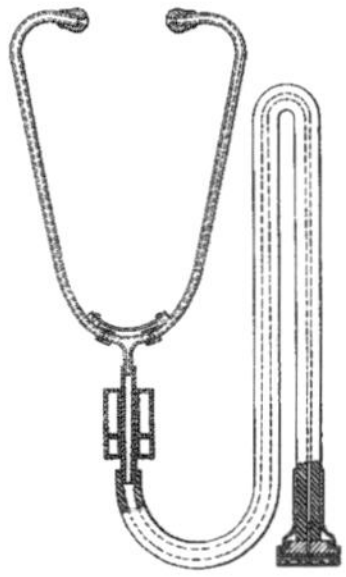

CAPÍTULO 5

¿EL AMOR CURA?

Lo mejor y más bello de esta vida
no se puede ver ni tocar,
hay que sentirlo con el corazón.

Hellen Keller,
escritora, activista política y conferenciante sorda y ciega

Recién salida de la facultad de medicina, cuando hice las primeras prácticas de cirugía cardiotorácica, ver latir un corazón dentro del pecho abierto en la primera intervención quirúrgica me provocó un profundo asombro. Pero no fue el único aspecto de la experiencia que me impresionó. También los pacientes me causaron admiración; eran personas de una valentía y fortaleza como muy pocas veces había visto en mi vida.

Una mañana al llegar al trabajo me enteré de que aquel día íbamos a hacer un trasplante de corazón y pulmón, una intervención relativamente rara en aquel tiempo. Aquel trasplante no solo me reafirmaría en la decisión de dedicarme a la cirugía cardiotorácica, sino que me demostraría el poder del amor.

EL CASO DE LAURA

La paciente era una mujer fantástica; se llamaba Laura, y había nacido con un tipo raro de enfermedad cardíaca denominada **truncus arteriosus**, o tronco arterioso. Un corazón normal tiene dos grandes vasos sanguíneos que salen de él: la aorta y la arteria pulmonar. Laura tenía una sola arteria principal, con una válvula que no funcionaba demasiado bien. Como consecuencia, el corazón y los pulmones estaban sometidos a muchísima tensión y la sangre que irrigaba el cuerpo tenía insuficiencia de oxígeno, a la que se debía el color azulado de los labios y la piel. En la época en que nació, la cirugía cardíaca que se practicaba en los recién nacidos estaba muy poco avanzada, y no había podido resolver su problema, de modo que había soportado cuarenta años de enfermedad y de repercusiones cada vez más graves para unos pulmones y un corazón demasiado enfermos.

La operación fue un éxito. Tras casi diez horas de intervención, Laura fue trasladada a la unidad de cuidados intensivos, donde se la mantuvo dormida a fin de que los nuevos órganos, aún frágiles, tuvieran tiempo de adaptarse a su nuevo hogar. Era una maravilla mirarla: los labios que antes tenían un color azul intenso habían adquirido la tonalidad rosácea normal, a raíz de que los pulmones y el corazón recién trasplantados empezaran a bombear sangre en la dirección correcta y a irrigar el cuerpo con esa sangre rica en oxígeno.

Laura había estado muy enferma antes de la intervención, y la recuperación no fue fácil. El trasplante había producido lo que llamo daños colaterales a otros órganos. Cuando el organismo está ya sometido a un gran estrés, los órganos pueden rebelarse si se los somete a la tensión añadida que suponen la intervención y la convalecencia, por no hablar ya del efecto secundario de los medicamentos que se administran para que todo funcione como es debido. En el transcurso de su vida, el cuerpo de Laura había estado sometido a mayor estrés que el de la mayoría de nosotros. Recuerdo que una noche durante una guardia, varias semanas después de la intervención, varios miembros del equipo médico y yo comentábamos con tristeza el caso de Laura y el hecho de que hubiera tenido que superar muchas más dificultades de lo que era razonable que soportara una persona.

Acabé entendiendo, no obstante, que no llevaba ella sola todo aquel peso. Estoy segura de que igual de importante para su recuperación que los medicamentos o los médicos fueron el aliento y la presencia constante de su marido, Andrew: puso todo su amor al servicio de la salud de Laura. Poco a poco, fue superando cada uno de los contratiempos que se presentaron durante la recuperación, y finalmente pudo irse a casa. He seguido en contacto con ella y su marido durante los diez años siguientes, y nunca deja de admirarme que juntos hayan conseguido llevar una vida tan plena.

EL EPICENTRO DEL AMOR

En los hospitales, vemos expresiones de amor continuas: el amor es el adhesivo que une a la gente. Con frecuencia me pregunto hasta qué punto depende del amor de una persona que un paciente se recupere. Hay algo en el amor que recibe un enfermo, y en el amor que siente él a su vez, que lo ayudan a restablecerse, a recobrar la salud. Afortunadamente, la mayoría no necesitamos pasar por algo tan traumático como un trasplante de corazón y pulmón para vivir el amor y los beneficios que tiene para la salud.

En la Grecia y la Roma antiguas, tanto los filósofos como los médicos, desde Aristóteles hasta Galeno, consideraban que el corazón era la sede de las emociones y la fuente del amor, la valentía y la compasión. De los individuos despiadados se decía que tenían «el corazón oscuro» o «el corazón negro», para dar a entender que sus actos eran no solo mezquinos, sino derivación, además, de una disfunción del corazón. Estas expresiones sugerían que el corazón oscuro carecía de bondad. El amor era la cualidad principal del repertorio emocional del corazón, y seguimos utilizando el término *corazón* para dirigirnos a una persona querida.

Hoy en día, tenemos muchos más conocimientos sobre el funcionamiento de este órgano que los que tenían los filósofos clásicos. A pesar de ello, y de los siglos de ciencia que nos han mostrado cómo funciona realmente nuestro ser interno, hay una idea de la que no nos hemos despojado: el corazón está fuertemente asociado con el amor. A las cuestiones amorosas, seguimos llamándolas «asuntos del corazón». En nuestras culturas, nuestros relatos y nuestra mente, el corazón sigue considerándose lugar de origen, epicentro y gobernante del amor.

Y es que la conexión entre el corazón y el amor no carece de fundamento. El corazón nos late más deprisa cuando vemos a un ser querido; quizá hasta «dé un brinco». Pero el amor es mucho más complejo que la simple respuesta de un latido cardíaco. Sentir amor o sentirse amado desata todo un torrente de hormonas y respuestas físicas que no solo nos hacen sentirnos bien, sino que nos sientan bien: son buenas para la mente y para el cuerpo. De hecho, incluso sentir verdadera compasión y amor por nosotros mismos es beneficioso para la salud.

LOS ABRAZOS: POR QUÉ NOS SIENTA BIEN LA OXITOCINA

Piensa en cuándo fue la última vez que alguien te abrazó. No hablo de un abrazo rutinario, sino del abrazo de tu pareja antes de irse a trabajar, o de una amiga de toda la vida a la que has ido a recibir al aeropuerto. Hablo de la clase de abrazo que te caldea el alma y te hace sentirte querido. Es más que la emoción que transmite; también el cuerpo se siente mejor después de que una persona amada nos abrace.

Ninguna emoción es solo una emoción. Nuestro ser físico también la siente; y el amor no es una excepción. Tras una larga evolución, el amor es un proceso biológico y hormonal que ocurre en nuestro interior, relacionado con una hormona llamada **oxitocina**. Se suele decir que la oxitocina es la hormona «del abrazo» o «del amor», pero en realidad empieza a desempeñar un papel en el primer tiempo de vida, mucho antes de que sepamos lo que es el amor. Cuando en la mujer se acerca el momento del parto, la glándula pituitaria, alojada en la base del cráneo, secreta oxitocina, que por una parte hace que el útero se contraiga y empuje al bebé a atravesar el canal del parto y por otra provoca la subida de la leche con la que se alimentará, y que es una de nuestras primeras experiencias de auténtico amor.

Una hormona es una molécula, generalmente un péptido (un tipo de proteína pequeña), que fabrican las células corporales. Su trabajo consiste en viajar a otras células y modificar su forma de funcionar. Las hormonas actúan a modo de pequeñas y sofisticadas moléculas señalizadoras, como una especie de mensaje que se transmitieran una persona a otra dentro de una sala con la orden de hacer (o no hacer) algo en particular. Los órganos y las células que fabrican esas hormonas las secretan cuando se detecta en el organismo o en el entorno una determinada acción; otras veces se fabrican de acuerdo con un ciclo establecido. Nuestro cuerpo elabora innumerables hormonas, que cumplen una diversidad de funciones. El estrógeno lo producen los ovarios, y la adrenalina, las células nerviosas y las glándulas suprarrenales, situadas, como decía, encima de los riñones. Las hormonas pueden hacer que el corazón lata más rápido, que comience la pubertad, que los huesos se fortalezcan por la absorción del calcio o incluso que nos venza el sueño.

La oxitocina contribuye decisivamente a que se establezcan los lazos con el recién nacido, y puede incluso hacer de mecanismo señalizador entre la madre y el bebé. Todos, hombres y mujeres, producimos esta hormona a lo largo de toda nuestra vida. Cuando nos sentimos bien, nuestro organismo la genera, y cuando estamos rebosantes de oxitocina, nos sentimos aún mejor.

Hasta hace poco se creía que era una hormona relacionada principalmente con el parto y la lactancia. Pero cuanto más se sabe acerca de la oxitocina, más se empieza a valorar la importancia que tiene esta «superhormona» para la salud física en general, y para el corazón en particular. La glándula pituitaria o hipófisis la segrega tanto en los hombres como en las mujeres en respuesta al contacto físico, durante el encuentro sexual y cuando establecemos lazos afectivos. No solo románticos; nos hace sentirnos vinculados también a nuestros amigos y nuestra familia.

Los estudios han revelado lo beneficiosa que es la oxitocina para el corazón, hasta el punto de que puede evitar que un corazón sano sufra daños y mantenerlo sano. Entendemos que esto atiende a dos razones: en primer lugar, la oxitocina puede combatir la inflamación, que se produce cuando el cuerpo está enfermo o lesionado y es señal de que las células están combatiendo la infección o intentando detener o reparar los daños causados por una lesión. La inflamación es un importante mecanismo de defensa corporal, pero puede también descontrolarse y ser entonces contraproducente. Cuando el corazón se inflama después de un ataque cardíaco o una infección, la oxitocina puede poner límite a los daños colaterales derivados de la inflamación.

En segundo lugar, esta hormona puede influir igualmente en otros sistemas corporales vinculados directamente al corazón. Hace que los vasos sanguíneos se relajen, lo cual ayuda a que la sangre que el corazón bombea entre con más facilidad en las arterias, todo lo contrario de lo que ocurre cuando los vasos sanguíneos se contraen y se estrechan. Ayuda también a mantener la tensión arterial normal, importantísimo para que la sangre llegue a otros órganos vitales como los riñones y el cerebro. Por último, puede acelerar la curación de las heridas, pues favorece el desarrollo de nuevos vasos sanguíneos que lleven nutrientes a la zona lesionada.

¿Significa esto que deberíamos proveernos todos de un suplemento de oxitocina? Veamos, sí y no. Esta hormona se utiliza en medicina, a veces con el nombre de Pitocin® o Syntocinon®, para inducir el parto. Pero aunque todavía estemos solo empezando a descubrir los posibles beneficios de la oxitocina, la mejor forma de obtener una dosis es la vía tradicional: demostrando afecto a los demás y repartiendo abrazos sin restricciones, a fin de ayudar a que el cuerpo secrete esta hormona que nos hace sentirnos tan bien.

Hay muchas otras hormonas que tienen también una fuerte relación con la emoción del amor. Por ejemplo, secretamos adrenalina cuando estamos emocionados y nerviosos ante la perspectiva de ver a alguien, sobre todo si lo acabamos de conocer. La dopamina activa las partes del cerebro que nos crean una sensación de recompensa y contribuye a que nos sintamos felices. La vasopresina es otra hormona que secreta la misma parte del cerebro que secreta la oxitocina, y pueden actuar juntas, pero a veces la acción de la una puede oponerse a la de la otra; es un complejo sistema fluctuante. Lo importante de todas las hormonas que estimulan el amor es que hacen que nuestro cuerpo y nuestras células se sientan bien, y eso contribuye en definitiva a que tengamos mejor salud.

EL CASO DE DANIELLE

Una vez conocí a una paciente que era demasiado joven para estar en manos de los cirujanos cardiotorácicos. Tenía treinta y tantos años y había sufrido un ataque al corazón. La combinación de una predisposición genética con la diabetes la había hecho desarrollar la enfermedad de las arterias coronarias, y las obstrucciones de los vasos sanguíneos eran muy serias. El corazón estaba en tan mal estado que estuvo ingresada en el hospital hasta la fecha de la operación, conectada a un gotero por el que se le administraba una solución que le dilataba los vasos sanguíneos y evitaba la formación de coágulos.

Comprensiblemente, enfrentarse a una intervención quirúrgica a corazón abierto puede hacernos valorar nuestra vida como nunca hubiéramos imaginado. Esta paciente no fue menos, y pidió que pospusiéramos la operación hasta que se casara con su pareja de toda la vida. Su familia puso manos a la obra de inmediato y organizó la boda en una sala del hospital. La novia tendría que arrastrar consigo el gotero camino del altar, es decir, a lo largo del luminoso pasillo del pabellón de cirugía cardiotorácica.

Dos días después de la boda, recorrió el mismo pasillo tumbada en una camilla, esta vez en dirección al quirófano. Lo mismo que la boda, la operación resultó ser un éxito. Está claro que hace falta más que una boda para que una intervención quirúrgica sea un éxito, pero no puedo evitar pensar que no fue una trivialidad que Danielle acabara de casarse con el amor de su vida. Tal vez sea pura especulación, pero se me ocurre que, a las hormonas del estrés y la enfermedad cardíaca, se oponía todo un aluvión de hormonas relacionadas con el amor, gracias a las cuales su disposición y sus condiciones físicas eran, dada la situación, inmejorables.

ESE SER QUE NOS ACOMPAÑA

Muchos sentimos que nuestra relación de pareja está entre las más importantes de nuestra vida. Es una combinación de romance, confianza y compañerismo. Una buena relación de pareja nos ofrece una enorme estabilidad social y psicológica, pero además tiene un marcado efecto en nuestra salud física.

El amor, como cualquier otra emoción, no existe solo en la mente, puesto que la mente y el cerebro están íntimamente interrelacionados con el resto del cuerpo. El amor crea un aluvión de cambios corporales que se originan en el **sistema límbico**, centro neurálgico de las emociones situado en las profundidades del cerebro. Cuando el sistema límbico estalla de amor, la explosión de hormonas que recorre todo el organismo reduce el estrés cerebral y corporal y crea en nosotros una especie de resistencia social y psicológica. Y como se retroalimenta, se hace aún más intensa, y nosotros más fuertes.

Cuando sentimos amor, la emoción que hace detonar el sistema límbico envía además mensajes a los nervios pidiéndoles que nos relajen. El ritmo cardíaco y la tensión arterial descienden como consecuencia de la secreción de oxitocina y otras hormonas mensajeras que relajan los vasos sanguíneos. Ciertas partes del cerebro denominadas «centros de recompensa» le envían al cuerpo una señal para indicarle que estamos bastante satisfechos con lo que está sucediendo, y el ciclo se repite, y con cada repetición se intensifica. Cuando nos sentimos amados, a veces decimos que nos «derretimos», y es que realmente ese es el efecto del amor en nuestro interior: hace que el estrés, la ansiedad y el dolor físico «se derritan». Es una metáfora bastante acertada que describe mejor que cualquier explicación médica o científica lo bella que es la respuesta corporal al amor.

Todas estas reacciones que experimentamos son un regalo, lo mismo si estamos enfermos que si gozamos de buena salud; en este último caso, nos protegen contra la enfermedad. La cuestión es qué alcance tienen esas reacciones. Si el cuerpo experimenta todos estos beneficios tan valiosos, ¿cabe la posibilidad de que el amor nos cure?

Históricamente, la mayoría de los estudios sobre el tema se han centrado en relaciones matrimoniales porque en el pasado el matrimonio era más común que las parejas de hecho, y también porque resulta más fácil obtener de las bases de datos detalles sobre si alguien está casado o no que recopilar información sobre salud y muertes. Por tanto, aunque hablemos de matrimonio, las ventajas sociales y biológicas de la relación matrimonial se extienden más allá del estatus legal y se utilizan como marcador de las relaciones de pareja duraderas.

En el pasado, no se habría considerado que el hecho de que alguien estuviera o no casado fuera un factor significativo para su salud o su capacidad de recuperación tras una enfermedad. En la actualidad, hay pruebas científicas de lo importante que es para la salud vivir en pareja; y para la salud del corazón, es más importante todavía.

Se ha observado que entre aquellos que sufren una enfermedad cardiovascular, los pacientes que están casados se recuperan mejor que los que no lo están, y esto es particularmente evidente en el caso de los hombres. Algunos estudios científicos indican que la mortalidad casi se duplica en los hombres que viven solos. Por el contrario, como dato curioso, los estudios de sociedades polígamas han revelado que tener más de una mujer es perjudicial para la salud cardíaca del hombre.

En cambio, por extraño que parezca, las mujeres casadas no experimentan ese efecto protector en el mismo grado. Aunque es cierto que suelen recuperarse antes que las viudas o las solteras, los beneficios que obtienen del matrimonio los hombres son mucho más acentuados. No está claro por qué es así, pero podría ser debido a que las mujeres intentan regresar a la actitud que tenían antes del ataque cardíaco y seguir cuidando de todos los que viven a su alrededor. También es posible que la enfermedad cardíaca deteriore más la salud de la mujer que la del hombre. En cualquier caso, cuando se estudian todas las razones que pueden contribuir a la enfermedad, está claro que tener a alguien al lado es mejor para la salud.

Y no hablo solo del matrimonio tradicional entre un hombre y una mujer; el matrimonio entre personas del mismo sexo es igual de beneficioso. Los individuos pertenecientes a las comunidades incluidas bajo las siglas LGBTIQA tienen en conjunto, según los estudios, peor salud que los heterosexuales, pero si nos fijamos en los matrimonios entre individuos del mismo sexo, vemos que su salud mejora y que desciende la tasa de enfermedades psicológicas. En Estados Unidos, la legalización del matrimonio entre personas del mismo sexo supuso para muchos cónyuges poder beneficiarse de planes de asistencia sanitaria y seguros médicos, lo que significaba que tenían la posibilidad de acceder a cuidados preventivos o a solicitar atención médica antes de lo que les habría sido posible en su situación anterior.

De todos modos, en lugar de esperar a estar enfermos para empezar a cuidarnos, es extraordinariamente importante adoptar medidas preventivas, y este es otro aspecto en el que a los hombres les favorece significativamente el matrimonio. Los casados suelen evitar adquirir hábitos que pongan en riesgo su salud, como fumar o beber demasiado, y tienden menos al sobrepeso. También es más probable que acudan al médico dispuestos a adoptar medidas preventivas. Aunque desde una perspectiva social todas las parejas obtienen beneficios del matrimonio, parece ser que la prioridad de las esposas es la salud de sus maridos.

Tiene sentido que el amor y la seguridad que ofrecen el matrimonio o una relación estable sean importantes, pero la calidad de la relación parece determinar también los beneficios que se derivan de ella. Algunos estudios han examinado los efectos de las relaciones de pareja en la inflamación, por ejemplo. Por increíble que parezca, tener una relación estable y satisfactoria reduce el grado de inflamación al que ha de hacer frente el cuerpo a diario.

Y si el ser con el que convives es un animal de compañía, también esa es una forma valiosa de dar y recibir amor. Tener una mascota puede avivar las mismas partes beneficiosas del cerebro y las mismas hormonas que ayudan al cuerpo a curarse y a combatir las enfermedades; y lo que es igual de importante, pueden ayudarnos a sentirnos física y mentalmente mejor.

¿EL AMOR A NOSOTROS MISMOS NOS AYUDA TAMBIÉN A TENER MEJOR SALUD?

Oímos cómo se insiste continuamente en la importancia de querernos a nosotros mismos, y en ella se basan todos los consejos que nos dan cuando expresamos nuestro deseo de ser felices y tener salud. Debemos querernos a nosotros mismos antes de que nadie pueda querernos. Debemos querernos a nosotros mismos para estar física y mentalmente sanos. Deberíamos hacer ejercicio por amor a nuestro cuerpo y porque nos importa, no porque lo detestamos. Se habla mucho desde hace tiempo de lo necesario que es, principalmente en el caso de las mujeres, sentir amor y compasión por la persona que somos, quizá para luchar contra las exigencias que incansablemente se nos imponen sobre la imagen que deberíamos dar, cómo deberíamos comportarnos, la clase de ejercicio que deberíamos practicar o cómo deberíamos vestir. El amor a nosotras mismas se nos receta como el instrumento imprescindible para establecer un equilibrio y poder hacer realidad esa vida perfecta que merecemos.

La compasión hacia nosotros mismos es el primer paso, y un paso muy bello, para querernos de verdad. No es una simple frase de moda, sino un auténtico fenómeno psicológico y social. Consiste en mantener una actitud positiva y compasiva hacia nosotros mismos, incluso en el momento de hacer frente a nuestros fracasos y defectos. Consiste en ser comprensivos y amables con nosotros mismos cuando no conseguimos alcanzar la meta o el grado de excelencia que nos habíamos propuesto. Sentir compasión por ti es entender que el marco en el que actúas está a menudo lleno de dificultades. Y te das cuenta de que no solo te sucede a ti, sino que la vida es difícil para los demás también. De ese modo, como ya no intentas conseguir ideales inalcanzables, eres capaz de observar tus emociones negativas sin sentir que todo se derrumba. En lugar de sumirte en el catastrofismo o lamentarte por el espantoso desastre que provocan tus emociones, sencillamente eres capaz de reconocer su presencia.

No es lo mismo la compasión por nosotros mismos que la autoestima. La autoestima se basa muchas veces en una comparación entre lo que hacemos y lo que hacen los demás. La compasión, en cambio, se traduce en una reconciliación con nuestras emociones y las opiniones que tenemos de nosotros y en reconocer que estas dirigen nuestra biología y nuestro comportamiento.

La compasión hacia ti es una ayuda muy valiosa cuando dudas de que seas merecedor de generosidad o afecto. Cultivar la compasión por el ser que eres te da la capacidad de desarrollar fortaleza y resistencia, habilidades que utilizar a tu favor en los momentos difíciles. Considéralo un entrenamiento para la gran final: no conseguirás el mejor resultado si te limitas a presentarte a la prueba sin preparación alguna. Pero si has entrenado durante toda la temporada, estarás más cerca de la victoria.

Son muchísimos los aspectos de nuestra vida y de nuestras emociones que están conectados directamente con nuestro cuerpo. Los estados emocionales y los procesos biológicos que influyen en nosotros pueden dictar nuestro comportamiento, en sentido positivo o negativo. ¿Recuerdas lo que decía sobre el efecto del matrimonio en la salud de los hombres? Además de los beneficios físicos derivados directamente del amor y el apoyo, algunos efectos positivos eran debidos a que los hombres suelen adoptar conductas más saludables cuando están casados: fuman y beben menos y mantienen un peso controlado. La compasión hacia la persona que somos tiene un efecto similar, sobre todo en lo que a la comida y el control de peso se refiere.

Ser demasiado exigente contigo mismo y no tratarte con compasión puede afectar a tu imagen corporal. Los estudios han mostrado que las jóvenes que están insatisfechas con su cuerpo y comen desordenadamente a causa de ello (más de la cuenta o no lo suficiente) pueden tener problemas para encontrar la calma; en otras palabras, son incapaces de aceptar sus imperfecciones y desechar el monólogo interior negativo. Suena a la típica enseñanza para niños pequeños, pero los adultos necesitan aprenderla también. Los estudios indican que el cerebro de estas jóvenes podría hallarse en estado constante de alerta acrecentada para detectar problemas, en sí mismas y a su alrededor. Esto las hace perfeccionistas, pero no en el buen sentido. Esta clase de perfeccionismo puede significar que, aunque por un lado sean terriblemente inflexibles y exigentes consigo mismas, por otro no se cuiden ni se quieran de verdad.

Muchos tenemos problemas con el peso. Pero lo mismo que hacer ejercicio y comer son comportamientos, hay otros comportamientos, como sentir compasión hacia nosotros mismos, que pueden influir positivamente en nuestra capacidad para mantener un peso saludable o adelgazar. Se han efectuado estudios con jóvenes de ambos sexos a lo largo de muchos años para establecer una relación entre su peso y la sensación que tenían de sí mismos, y se ha visto que las mujeres con baja autoestima o que estaban a disgusto con su imagen corporal eran más propensas a engordar que las que no. Curiosamente, no siempre ocurría lo mismo en el caso de los hombres, y la tendencia al sobrepeso tampoco estaba tan marcada a medida que iban cumpliendo años.

Hay momentos en que nos importa tener el mejor aspecto posible o estar en forma, por ejemplo al principio de una relación, y en consecuencia nos sentimos más atractivos y más seguros de nuestra imagen. La sensación de seguridad se intensifica en esos momentos y ejerce a su vez una influencia positiva en la opinión que tenemos de la persona que somos, lo cual se refleja en nuestro comportamiento, en nuestra autoestima y, lo que es más importante, en nuestra salud.

Lo que me parece fascinante de este tema son las maneras en que ejercemos la bondad o la compasión hacia nosotros. A veces anteponemos los sentimientos a la salud. La imagen de la mujer a la que acaban de romperle el corazón y se sienta sola con una cuchara en la mano delante de un cubo de helado para aliviar sus penas es un tópico, pero tiene algo de verdad. La mayoría hemos justificado un atracón de chocolate, un cigarrillo más o una larga noche de copas convenciéndonos de que son formas de ser comprensivos y compasivos con nosotros mismos: qué mejor manera de olvidar los problemas que con calorías, nicotina o alcohol. Pero, aunque en el fondo este tipo de comportamiento pudiera considerarse una forma de comprensión o compasión, está claro que no es un comportamiento que favorezca la salud.

Por eso es importante aprender a tratarnos con compasión y a encontrar la calma, sin depender de nadie ni de nada, comida basura o alcohol incluidos, para resolver un problema. Desarrollar y cultivar comportamientos compasivos que podamos poner en práctica al final de un día de trabajo agotador, o después de una discusión con nuestra pareja o de habernos saltado la dieta, puede ser útil y saludable.

¿EL AMOR LO CURA TODO?

Es maravillosa la idea de que la fuerza del amor puede curar cualquier enfermedad; desgraciadamente, la ciencia no tiene pruebas concluyentes de que sea así. Lo que sí sabemos es que el matrimonio tiene un efecto positivo en la salud cardíaca, sobre todo en la de los hombres. En lo que respecta a la felicidad y a los comportamientos saludables, es un simple marcador. Y si hablamos de la compasión hacia nosotros mismos, o lo que coloquialmente llamamos querernos, las conclusiones son menos claras todavía.

La ciencia del amor, ya sea hacia otra persona o hacia uno mismo, sigue siendo objeto de estudio. En el mundo de la ciencia, es posible que el amor cure, pero, para ser sincera, no lo sabemos con seguridad. Lo que sí se puede afirmar con bastante certeza es que lo opuesto de sentirse amado y cuidado, es decir, estar aislado y triste, pone al corazón en peligro.

El amor es un área de salud emocional y física que aúna la mente y el cuerpo de maneras que aún no se comprenden demasiado bien. A medida que vayamos sabiendo más sobre el corazón y el efecto que tienen en él las emociones, es posible que la dinámica y el aspecto biológico de estos procesos empiece a entenderse con más claridad. Por el momento, sin embargo, solo podemos decir que el amor es bueno para la mente, para nuestro desarrollo como seres sociales y probablemente también para el cuerpo, en alguna medida. Es una medicina que deberíamos dar y buscar con toda libertad.

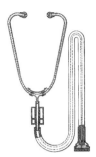

CAPÍTULO 6

CÓMO ALIMENTAR AL CORAZÓN

*No se puede pensar bien, amar bien,
dormir bien sin haber comido bien.*

Virginia Woolf,
escritora

L a alimentación es una parte importantísima de nuestra vida. Está integrada en los eventos sociales y es el medio para celebrar las grandes ocasiones y estrechar los lazos con la familia y los amigos. Cocinar para un ser querido es una forma de expresarle afecto. Los alimentos se utilizan también como premio, como recompensa por un trabajo bien hecho. Tanto nos gusta comer que en el mundo hay en la actualidad más enfermedades provocadas por un exceso de comida que por falta de ella.

Quizá te sorprenda saber que en la facultad de medicina no se trata el tema de la nutrición como es debido. Lo que yo aprendí sobre nutrición se redujo básicamente a una discusión pormenorizada sobre la lactancia materna, tras la que se acabó equiparando la leche materna a la leche de vaca. Probablemente no sea de extrañar que, como consecuencia, me haya pasado años siguiendo dietas muy cuestionables cuyo aporte nutricional y calórico era mínimo, y enorme en cambio el sufrimiento que conllevaban. Como le ocurre a gran parte de la población.

Desde que salí de la facultad y empecé a trabajar en una especialidad que suele estar íntimamente asociada con problemas derivados de lo que comemos, me propuse seriamente aprender sobre los alimentos y cómo nos afectan. Como profesional de la medicina, nunca he considerado que fuera demasiado útil limitarme a aconsejar a los pacientes que «coman mejor». A fin de cuentas, ¿qué significa eso en la práctica? Y ¿cómo se hace? Confieso que me encanta comer, ¡incluido lo que no es nada saludable! Qué y cómo comemos es un proceso social, biológico y psicológico tan complejo que hay mucho por desentrañar para poder elegir los alimentos adecuados.

La evidencia de que el sobrepeso es poco saludable está por todas partes. Todo el mundo, desde los médicos hasta los usuarios de Instagram o nuestra madre, nos dice qué comer y cuándo; a pesar de ello, es casi imposible saber con seguridad qué debemos comer para tener una salud óptima.

A medida que evoluciona la ciencia nutricional, vamos sabiendo cada vez más sobre la influencia de la alimentación en la capacidad para combatir las enfermedades. Contar calorías solía ser una práctica popular entre los dietistas, pero en la actualidad sabemos que es no solo la cantidad sino también la calidad de lo que comemos lo que ejerce un efecto directo en la salud.

La dieta afecta al corazón por diversas razones, pero probablemente las más afectadas sean las arterias coronarias. Como ya hemos visto, una obstrucción en una arteria coronaria provoca un ataque al corazón o una angina de pecho, precursora del anterior. Las obstrucciones se producen cuando la placa engrosa las paredes de los vasos sanguíneos al acumularse en ellas el colesterol, un tipo de grasa que obtenemos de los alimentos. A raíz de este descubrimiento, las grasas se convirtieron en blanco de las campañas para prevenir las enfermedades cardiovasculares y se crearon dietas y pastillas con el fin de reducir la cantidad de grasas y colesterol que circulan por el torrente sanguíneo.

Desde entonces, se han estudiado a conciencia las grasas presentes en la sangre y en el cuerpo y sabemos mucho más sobre ellas; ahora bien, se sigue debatiendo cuál es su función y qué dietas y fármacos pueden ser eficaces. Pero con independencia de lo que se descubra de aquí en adelante, se sabe que la obesidad, la diabetes y la hipertensión están asociadas con las enfermedades cardiovasculares y que son perjudiciales para el corazón. Así pues, ¿qué podemos hacer con ellas?

LA OBESIDAD

Hace varios años operamos a una mujer de cuarenta y tantos. Tenía las arterias coronarias tan obstruidas que sentía un dolor insoportable en el pecho incluso al andar por casa. Pesaba alrededor de ciento cuarenta kilos y sufría lo que podríamos llamar obesidad mórbida. No es una expresión grata al oído, pero básicamente significa que una persona tiene tal exceso de peso por acumulación de grasa que es muy propensa a sufrir enfermedades y complicaciones potencialmente mortales. Su cardiopatía era una de ellas.

La intervención salió bien; se le hicieron dos implantes de baipás en las arterias obstruidas, y la angina de pecho desapareció. Tuvo una recuperación razonablemente buena, un poco lenta porque llevaba tiempo sin andar a causa del dolor de pecho, pero se restableció. Una mañana entramos a verla durante la ronda de visitas. Además de la tostada que le correspondía tomar en del desayuno, se las había arreglado para conseguir otras seis, y las tenía todas apiladas, untadas de mantequilla. Había pedido al personal del servicio de comidas alguna tostada de más y otros pacientes que no tenían ganas de comerse la suya se la habían regalado también.

Todos sabemos que la vergüenza no es un buen motivador para cambiar de comportamiento, aunque esto no significa que la frustración no saque lo mejor de nosotros muy de tarde en tarde. El caso es que uno de los médicos del equipo se enfureció y le dijo que nunca se iba a curar si no dejaba de atiborrarse de comida. La miró exasperado y le dijo: «Acaba de salir de una intervención, una intervención a corazón abierto. ¿No le parece motivo suficiente para querer cambiar de hábitos?». El tono era bastante inadecuado, pero a mí me hizo plantearme una pregunta muy importante: ¿por qué no somos capaces de bajar de peso incluso aunque nuestro corazón dependa de ello?

La obesidad ha sido declarada el principal problema de la salud pública y encabeza las listas de los asuntos a este respecto que preocupan a los gobiernos y a organismos como la Organización Mundial de la Salud. La proporción de niños y adultos obesos sigue aumentando a nivel mundial. Desde principios de los años ochenta del pasado siglo, la tasa de obesidad casi se ha duplicado. Las enfermedades provocadas por un consumo excesivo de alimentos o de calorías superan en la actualidad a las provocadas por la desnutrición, incluso en los países en desarrollo.

Se estima que más de dos tercios de la población de Estados Unidos y de Australia tienen sobrepeso u obesidad. Y si bien pesar unos kilos de más puede ser noticia de primera plana cuando el tema a debate es el tamaño de los asientos de avión, a lo que no se concede mucha atención es a que las principales diez causas de muerte estén asociadas en su mayoría con la obesidad, como es el caso de las enfermedades cardiovasculares, los infartos cerebrales y algunos tipos de cáncer. El sinfín de alimentos rebosantes de calorías que hay a la venta, las raciones descomunales, la falta de actividad física en casa y en el trabajo y la tendencia a dedicar cada vez más tiempo a actividades sedentarias, como ver la televisión o sentarse delante del ordenador, nos están convirtiendo en personas obesas. Básicamente, gastamos menos energía de la que ingerimos; y cuando tenemos un exceso de energía, el cuerpo la almacena para utilizarla más adelante, y eso nos hace engordar.

Volviendo a la paciente a la que operamos, ¿cómo llegó a esa situación? Podríamos decir que sencillamente comía más de lo que su cuerpo necesitaba para desarrollar el grado de actividad que tenía. Una ecuación matemática muy simple, ¿verdad? Sin embargo, por muy clara y ordenada que sea, la vida no es así, ni tampoco lo es la dieta. Los seres humanos somos una compleja mezcla de genes, entorno, emociones, procesos corporales internos y muchos elementos más. Y aunque engordar puede ser resultado de algo tan simple como una desproporción entre el grado de actividad y el volumen de alimentos que ingerimos, la realidad es que la obesidad atiende a una serie de circunstancias bastante compleja.

El ADN y los genes actúan como plan maestro para la constitución y el funcionamiento de nuestro cuerpo, y, en lo que respecta a la propensión al sobrepeso, los genes pueden hacer fechorías. Que un rasgo, como el color de ojos, la altura o el peso, sea hereditario depende de la cantidad de genes que contribuyan a él. En el caso del peso corporal, los estudios científicos realizados durante años indican que la tendencia a engordar o a adelgazar es de origen genético en una proporción de entre el 40 y el

70 %. Una parte muy pequeña de la población que sufre sobrepeso u obesidad tiene genes defectuosos aislados que favorecen el aumento de peso.

Pero la predisposición genética a engordar no es la única razón de que acabemos pesando unos cuantos kilos de más. El cerebro y el resto del cuerpo utilizan un complejo sistema nervioso y hormonal que regulan el apetito, cuánto comemos y cómo se metabolizan esos alimentos. El hipotálamo está en el centro del cerebro, y, según qué tipo de hormonas impregne las células nerviosas de esa región cerebral, tendremos menos o más apetito. Otras partes del cuerpo, como las células grasas, el estómago e incluso los microorganismos que viven en el intestino, envían señales que influyen en nuestra forma de comer. En el caso de algunos de nosotros, cuando nos ponemos a dieta o adelgazamos, es posible que el cuerpo envíe insistentemente señales de alarma, y esta es una de las muchas razones por las que es fácil que recuperemos el peso que habíamos perdido.

A esto se suma el ambiente en el que vivamos. Los alimentos ricos en calorías tienen buen sabor y son agradables al paladar. El estrés, por otra parte, puede hacernos comer más, tanto por la necesidad corporal básica de obtener energía en momentos de crisis como porque hemos aprendido a ver en la comida una fuente de consuelo. Esta interacción, y cómo afecta a la pérdida y el control de peso, hace de la obesidad una dolencia crónica difícil de tratar.

Es importante entender la obesidad y el sobrepeso como una enfermedad, y no como un fenómeno social, un atentado contra la moda o un error moral. La mayor parte de la grasa que nos hace aumentar de peso se almacena en la zona subcutánea, es decir, debajo de la piel; me refiero a los michelines de la cintura o de las caderas, o del lugar en el que tenga tendencia a acumularse la grasa en cada cuerpo. En su mayor parte, esa grasa está compuesta por **triglicéridos**, a los que se ha asociado enérgicamente con la formación de la placa que obstruye las arterias coronarias en las enfermedades cardiovasculares. Pero las células grasas no actúan solas; a ellas se suman numerosas células del sistema inmunitario, y todas juntas fabrican tipos particulares de moléculas que hacen que el cuerpo se inflame. Como ya hemos visto, la inflamación puede favorecer la curación, pero cuando está descontrolada nos hace más propensos a sufrir ciertas enfermedades, por ejemplo cardiovasculares.

La **grasa visceral** no es el tipo de grasa que hace que no nos quepa la ropa. *Víscera* es un término derivado del latín y significa «órgano», de modo que el almacenamiento de grasa al que nos referimos en este caso es el que rodea órganos vitales como el corazón, el hígado, los riñones o el páncreas. Puede darnos una imagen acogedora, la idea de tener los órganos envueltos en una capa que los protege, pero la realidad es que si la grasa se acumula alrededor de estos órganos, prácticamente los estrangula. Se ha visto que este tipo de grasa provoca hipertensión arterial cuando rodea los riñones, y se asocia también con la diabetes y el hígado graso, además de favorecer la formación de placa en los vasos sanguíneos. Como la grasa que se acumula bajo la piel, la grasa visceral genera moléculas que provocan una inflamación innecesaria y trastornan las funciones de los órganos.

Almacenar grasa puede ser letal para el corazón. El sobrepeso está asociado con trastornos que suponen un verdadero riesgo para la salud cardíaca, como son la diabetes y la hipertensión. Las investigaciones nos han permitido entender que la grasa es un tejido activo con funciones metabólicas, es decir, que cumple funciones muy diversas. En lo que respecta al corazón, las hormonas que produce la grasa deterioran la pared interior de los vasos sanguíneos y pueden incluso dañar directamente el miocardio. El tejido graso activa además otras hormonas y vías de conducción nerviosa que causan hipertensión arterial y dañan los vasos sanguíneos, todo lo cual favorece la formación de esa placa llamada **ateroma** que obstruye las arterias más importantes.

¿SE PUEDE TENER SOBREPESO Y ESTAR EN FORMA?

¿Es posible tener sobrepeso y estar a la vez sano y en forma? Es una pregunta que me hacen con frecuencia, y una pregunta a la que, sinceramente, es bastante difícil responder. Por un lado, la ciencia que estudia los efectos del exceso de grasa corporal, sobre todo alrededor de los órganos, nos dice que pesar más de lo que se considera saludable, incluso aunque seamos capaces de correr una maratón, supone un riesgo para la salud. Por otro, los índices de peso o de masa corporal (IMC) son baremos muy poco fiables para evaluar la salud, y además no nos dicen exactamente dónde se han acumulado los kilos de más ni si es un sobrepeso indiscutiblemente peligroso.

Una pequeña parte de la población que según el IMC es obesa o tiene sobrepeso podría estar sin embargo sana y no padecer diabetes ni hipertensión. En todo caso, es algo que solo puede determinar un médico, tras analizar los niveles de lípidos (colesterol y sus primos hermanos) y glucosa en sangre y medir la tensión arterial.

En pocas palabras, podrías ser obeso o tener sobrepeso y, aun así, estar en buena forma; incluso estar sano. En algunos casos, determinar el estado de salud de una persona basándonos solo en el peso es como intentar leer un libro a oscuras. De todos modos, teniendo en cuenta que la ciencia ha confirmado que tener un peso adecuado es indiscutiblemente bueno para la salud, deberías hacer cuanto esté en tu mano por lograrlo y procurar almacenar la menor cantidad de grasa posible.

PERDER UN POCO DE PESO TIENE UN GRAN EFECTO

La mayoría sabemos lo difícil que es adelgazar, y esa dificultad se debe en parte a la reacción de nuestro organismo cuando perdemos peso. Nuestro cuerpo a veces sigue enviando las mismas señales de que comamos y almacenemos energía incluso aunque hayamos empezado a adelgazar. Con el tiempo las señales suelen desaparecer, pero, como el cuerpo lucha contra las dietas, es importante que, aun después de haber adelgazado, sigamos atentos a la obesidad como si todavía nos encontráramos en ese estado.

Los beneficios que aporta para la salud, sobre todo la del corazón, bajar de peso son inmensos. Incluso perder un 5 % del peso inicial puede mejorar la forma en que el páncreas metabolice los azúcares. En estudios llevados a cabo con individuos que habían perdido entre un 5 y un 10 % de su peso inicial, el consiguiente descenso de la tensión arterial y de los niveles de colesterol y glucosa en sangre era suficiente para reducir su riesgo de hipertensión y diabetes. Quienes padecen estas disfunciones pueden en cierto modo «curarse», si bajan de peso con una dieta y ejercicio o una operación quirúrgica. Algunos pueden incluso dejar por completo la medicación.

Nuestra sociedad está obsesionada con la belleza y la delgadez, a menudo solo por una cuestión de apariencia. En realidad, mucho más importante que tener el vientre plano como una tabla de lavar o que usar una talla pequeña es tener un peso saludable. Debemos ser conscientes del inmenso favor que les hacemos a nuestros órganos si perdemos aunque solo sea un 5 %

de peso. Cuidar de nuestro cuerpo es lo más inteligente que podemos hacer por nosotros.

¿EL IMC SIRVE PARA ALGO O NO?

El índice de masa corporal o IMC se calcula dividiendo el peso por la altura, en metros, elevada al cuadrado. El cociente es un número de dos cifras, que es tu IMC, y que se corresponderá con alguna de estas categorías:

- Normal: 18,5-24,9
- Sobrepeso: 25-29,9
- Obesidad leve: 30-34,9
- Obesidad moderada: 35-39,9
- Obesidad extrema o de alto riesgo: más de 40

El índice de masa corporal es objeto de cantidad de críticas, muchas de ellas justificadas. El peso es un indicador rudimentario que no nos dice ni qué lo constituye (si grasa o músculo) ni en qué zona se encuentra (en torno al estómago, los órganos o las caderas). Por tanto, según el IMC, podríamos clasificar en una categoría incorrecta a una persona musculosa de baja estatura, por ejemplo; o, aunque por tu peso estés en la categoría normal, o sana, podrías tener grasa alrededor de los órganos, lo cual no es nada sano. Tampoco es un índice fiable cuando se aplica a grupos raciales que no tengan una constitución corporal de tipo caucásico.

¿Por qué lo utilizamos, entonces? Las razones son que sí parece que el resultado se corresponda con los índices de salud cuando lo aplicamos a grupos numerosos; por ejemplo, un IMC alto se asocia con los ataques cardíacos a edad temprana.

Y, además, es fácil de calcular. Sin embargo, como indicador del estado de salud de la población en general, una medición como sería el cociente cintura-cadera podría darnos una información más útil. Para calcularlo, mídete la cintura y luego el contorno de cadera, y si la proporción es mayor de 1,0 en los hombres y 0,85 en las mujeres, tu corazón necesita un poco más de amor, lo antes posible.

EL COLESTEROL: ¿ENEMIGO PÚBLICO NÚMERO UNO?

Estaba en el supermercado, inspeccionando la sección de productos refrigerados donde están la leche y el queso. Buscaba mantequilla, lo cual puede parecer una aberración, si tenemos en cuenta algunos de los consejos dietéticos que circulan hoy en día (a pesar de ellos, probablemente un poco de mantequilla no sea lo peor que podemos darle a nuestro cuerpo). Había mantequillas, margarinas y cremas hasta donde me alcanzaba la vista; algunas bajas en sal, otras con aroma añadido, otras sin grasa. Y entre ellas vi una «crema» especial para untar en el pan que decía reducir el colesterol. ¿Mantequilla mágica, tal vez?

Es inevitable mencionar el colesterol al hablar de la salud cardíaca. Quizá tu médico pida unos análisis del colesterol cuando vayas a hacerte una revisión general, y deberás hacer algo al respecto si los resultados indican que lo tienes «demasiado alto». Sin embargo, aunque se hable tanto del colesterol, el médico no suele explicarle al paciente qué es exactamente y por qué tiene importancia.

El colesterol es una parte fundamental de nuestro organismo. Este tipo de lípido o molécula de grasa es un importante componente de las diminutas paredes que forman todas las células. Nuestro cuerpo lo necesita además para fabricar la bilis (el líquido verde que almacena la vesícula biliar y que ayuda al intestino a procesar las grasas que ingerimos) y la vitamina D. En definitiva, ningún animal puede vivir sin colesterol. Somos capaces de fabricarlo, principalmente en el hígado, pero también lo obtenemos de la dieta, sobre todo de productos de origen animal como la carne, la yema del huevo, la leche y el queso.

Ahora bien, que el colesterol tenga una importancia vital no significa que siempre sea saludable: el exceso de una sustancia puede no ser bueno, aunque la sustancia en principio lo sea. Cuando hablamos de colesterol en términos generales, en realidad incluimos normalmente en ese término tres tipos de moléculas distintos. El colesterol es como un grupo de primos hermanos que incluye las lipoproteínas de alta densidad (HDL por sus siglas en inglés) y las de baja densidad (LDL, por sus siglas en inglés), y todas ellas intervienen en la formación de la placa que se deposita en el interior de las arterias. A las lipoproteínas de baja densidad se las denomina muchas veces «colesterol malo». Este tipo de colesterol circula por el cuerpo, lo más lejos posible de los lugares que podrían excretarlo, como el hígado, y muy cerca de aquellos en los que puede causar estragos, como son los vasos sanguíneos.

Cuando un vaso sanguíneo sufre una lesión (a causa de la edad, el tabaco, la diabetes o los genes), las moléculas de colesterol malo se dirigen precipitadamente hacia él, invaden sus paredes y, como consecuencia, el vaso se inflama. El cuerpo hace intervenir entonces a otras células, como plaquetas y células musculares e inmunitarias, para que resuelvan la situación, pero lo único que consiguen es crear la placa de ateroma que luego podrá obstruir la arteria. Se llama a esto **aterosclerosis**, que significa «cicatriz grasa» y que es causa de infartos cardíacos y cerebrales.

Al colesterol HDL se lo llama a veces «colesterol bueno». La razón de que sea beneficioso es que hace básicamente lo contrario que el LDL, ya que agrupa todos los colesteroles malos que haya en el cuerpo, incluida la placa arterial, y los envía al hígado, donde se convierten en bilis, que se almacena en la vesícula biliar y es enviada luego hacia el intestino, desde donde se expulsan del cuerpo en las heces.

Algunos estudios científicos muestran la fuerte asociación que hay entre unos niveles altos de colesterol y las enfermedades cardiovasculares. Otros ensayos clínicos, en cambio, han obtenido resultados ligeramente distintos y sugieren que la presencia de colesterol LDL en la sangre podría reducir el riesgo de ataque cardíaco. A pesar de las diferencias, la mayoría de los ensayos que estudian los beneficios de reducir los niveles de colesterol LDL muestran una disminución de los ataques cardíacos de entre el 19 y 34 %, que según criterios médicos es un descenso muy considerable teniendo en cuenta que se ha tratado un solo factor de riesgo.

La asociación del colesterol con las enfermedades cardiovasculares se ha estudiado meticulosamente en los últimos tiempos, y algunos detractores aseguran que nos hemos dejado engañar. Sostienen que no es el colesterol lo que causa obstrucciones en las arterias, sino el azúcar y la inflamación, entre otros elementos. La evidencia científica sobre el colesterol no es concluyente, pero sí lo bastante sólida como para confirmar que cumple una función. Estoy de acuerdo en que intervienen además otros factores, como el azúcar y los patrones hormonales, pero me parece un poco precipitado decidir que el colesterol no representa un peligro basándonos en la falta de pruebas concluyentes.

LAS GRASAS

En 2015, el Departamento de Agricultura y el Departamento de Salud de Estados Unidos publicaron las «Directrices dietéticas para los estadounidenses». Por primera vez, en ellas no se especificaba la cantidad de grasas que debían ingerir. La ingesta de grasas recomendada solía ser de entre el 25 y el 30 % de la ingesta calórica total, pues se consideraba que las grasas eran la razón principal de que la población estuviera cada vez más obesa y más enferma. Pero las directrices de 2015 reflejaban una nueva tendencia: en lugar de promover la restricción, promovían la elección de alimentos sanos y nutritivos, incluidas las grasas saludables. Fue todo un cambio, después de haber recomendado que todo lo que se consumiera fuera bajo en grasas.

Los estudios científicos han descubierto que no todas las grasas se crean de la misma manera, y esto pone seriamente en entredicho la idea que tenemos de ellas y de sus consecuencias para la salud cardíaca. Las grasas se clasifican atendiendo a su composición química, la longitud de una cadena individual de ácidos grasos y cómo se unen entre sí dichas cadenas por medio de enlaces químicos. Las grasas saturadas se encuentran en la carne animal y en los productos lácteos, en aceites vegetales como el de coco o el de palma y en la mayor parte de la bollería industrial. Los ácidos grasos trans (a veces llamados grasas trans) se producen en la carne de vacuno, la de cordero y los lácteos, y pueden ser también resultado de una manipulación química de los aceites vegetales, que pasan a denominarse «parcialmente hidrogenados» y que utilizan muchos fabricantes de productos grasos para que sean más fáciles de untar. Los ácidos grasos poliinsaturados, como el ácido linoleico y los que encontramos en el pescado, forman largas cadenas de ácidos grasos que tienen una función sustancial para la producción de numerosas hormonas corporales. Por último, los ácidos grasos monoinsaturados están presentes en los frutos secos y el aceite de oliva.

Es importante esta clasificación, no solo porque las moléculas de cada grupo sean parecidas, sino porque sus efectos para la salud suelen ser similares. Las grasas saturadas, por ejemplo, al principio se consideró que eran las principales culpables de provocar enfermedades cardiovasculares porque elevaban los niveles de colesterol malo. Tal vez no se pueda hacer una afirmación tan categórica; desde entonces se ha cuestionado mucho que exista realmente una relación entre el consumo de grasas saturadas y las enfermedades cardíacas. A pesar de ello, un extenso estudio que ha llevado a cabo la Asociación Estadounidense del Corazón confirma que existe una asociación entre ellos, pero recomienda también sustituir las grasas saturadas por poliinsaturadas. El problema es que quizá aquello con lo que reemplacemos las grasas saturadas en nuestra dieta sea más perjudicial para la salud. Es una cuestión que se ha de seguir investigando, y estoy convencida de que será tema de futuros debates.

El mismo estudio critica con dureza el uso del aceite de coco, «superalimento» que desde hace un tiempo goza de enorme popularidad por sus supuestas propiedades para la salud, entre ellas la de reducir el riesgo cardiovascular. En cualquier caso, es un aceite extremadamente alto en grasas saturadas. En diversos estudios científicos que han examinado cuál es su impacto en la grasa y el colesterol de la sangre, ha demostrado tener un efecto muy desigual en el colesterol. En general tendía a aumentar el colesterol LDL (malo), y sus efectos beneficiosos no eran suficientes como para compensar ese hecho y que valiera la pena consumirlo.

A los dos grupos de grasas insaturadas, las poliinsaturadas y las monoinsaturadas, se las suele considerar «grasas buenas».

Francamente, calificar de «bueno» o «malo» cualquier alimento o nutriente es no reconocer la complejidad de nuestro cuerpo y de los propios alimentos. No obstante, las grasas insaturadas pueden ser muy útiles para combatir directamente algunos de los procesos que desembocan en enfermedad cardíaca. Los alimentos que contienen estos tipos de grasas pueden aumentar el colesterol HDL (bueno), reducir la inflamación, mejorar la forma en que el organismo controla el azúcar y la insulina y ayudar a que la sangre circule con fluidez por los vasos sanguíneos.

El último grupo, las grasas trans, probablemente sea el que más problemas causa. Aunque este tipo de grasas se encuentra en pequeñas cantidades en alimentos naturales y sin procesar, hemos empezado a ingerirlas en cantidades mucho mayores. Cuando los fabricantes se dieron cuenta de lo útiles que resultaban para impedir que los productos se estropeasen y conseguir que los alimentos sólidos pudieran extenderse con facilidad, sobre una tostada por ejemplo, su producción aumentó exponencialmente. La contrapartida de usar una margarina que se extiende estupendamente sobre la tostada es que estamos ingiriendo demasiada cantidad de una grasa muy poco recomendable. Y es que las grasas trans no solo aumentan el riesgo de enfermedad cardiovascular, sino que además impiden que obtengamos los efectos beneficiosos de las grasas insaturadas. Caben pocas dudas de que han contribuido a aumentar las tasas de obesidad, diabetes tipo 2, algunos tipos de cáncer e incluso la enfermedad de Alzheimer, hasta el punto de que la Administración de Alimentos y Medicamentos de Estados Unidos ha prohibido terminantemente su uso en la producción de alimentos.

Durante años, se ha tenido la idea de que las grasas y el colesterol eran perjudiciales. Hoy, no sabemos qué pensar: las grasas pueden ser beneficiosas, y aquello con lo que las reemplacemos puede ser nocivo; la modificación química de las grasas (grasas trans) puede ser veneno... ¿Qué podemos sacar en claro de lo que la ciencia nos dice sobre las grasas? Lo primero que debemos recordar es que la ciencia clínica y nutricional ha evolucionado muchísimo en la última década, y seguirá evolucionando en los próximos años. Puede no sonar demasiado alentador, porque todo este asunto de las grasas es ya más que fatigoso, pero, siendo realistas, lo que en cada momento se descubre sencillamente desplaza la información anterior menos acertada, y eso solo puede ser bueno.

Otro aspecto que debemos tener presente es que la grasa por la que nos cuesta subirnos la cremallera de los pantalones vaqueros y que hace aparecer un número demasiado alto en la báscula podría, no obstante, ser favorable para la salud. No proviene solo de la mantequilla, la carne y el aceite. La grasa que se acumula en el cuerpo es el resultado de tener que almacenar la energía que hemos ingerido y que no necesitábamos. La grasa que ingerimos en nuestra dieta es diferente y podría no engordarnos; de hecho, una parte de esa grasa nos hace estar más sanos.

¿Qué nos dice la ciencia sobre cómo debemos cuidarnos? Lo mismo que hay distintos tipos de grasa y cada uno posee sus particularidades, los productos que contienen grasas no tienen todos el mismo efecto para la salud. La carne roja, por ejemplo, contiene macronutrientes (como proteínas y grasa) y también micronutrientes (como hierro) que son muy saludables; la clave está en si es carne procesada o no. Comer carne sin procesar no parece provocar enfermedades cardiovasculares, mientras que la de una hamburguesa que pedimos en un puesto de comida rápida o la de cualquier otro alimento procesado (¿un poco de empanada de carne?) sí aumenta el riesgo cardiovascular. Los estudios parecen indicar actualmente que productos de origen animal como los lácteos y los huevos, que durante años se ha creído que eran malos para la salud, es posible que en realidad sean buenos para el corazón. Una advertencia, de todos modos: los datos en los que se basa esta suposición se están estudiando todavía.

La archiconocida dieta mediterránea es rica en pescado, hortalizas, frutos secos y aceites saludables y se asocia invariablemente con una buena salud cardíaca. El aceite de oliva virgen, parte integral de esta dieta, contiene ácidos grasos monoinsaturados; cuando se refina, para quitarle color o sabor, pierde sin embargo en buena medida sus propiedades beneficiosas. Cocinar con aceite de oliva reduce notablemente el riesgo de sufrir una enfermedad cardiovascular o una embolia. Los frutos secos son otro alimento contra el que se nos ha prevenido durante años. Son ricos en grasas poliinsaturadas y monoinsaturadas y contienen además numerosos minerales y vitaminas, y en una serie de extensos ensayos realizados se ha visto que, contra lo que se creía, comer frutos secos con regularidad reduce los niveles de colesterol (sobre todo LDL) en solo veinticuatro semanas. Otros estudios han revelado que comer frutos secos más de cuatro veces a la semana reduce el riesgo de enfermedad cardiovascular.

Por el contrario, algunos alimentos y suplementos que en un tiempo se creía, circunstancialmente al menos, que eran útiles para bajar los niveles de colesterol han demostrado no ser beneficiosos en absoluto. En algunos casos, pueden resultar incluso dañinos. Uno de ellos es el aceite de coco, que de hecho puede hacer subir el nivel de colesterol LDL. El empleo del ajo es otro tratamiento dietético que, a pesar de todo lo que se ha dicho, no produce un cambio significativo, ni tampoco suplementos como el arroz de levadura roja y el selenio. Es más efectiva una dieta rica en aceite de oliva, pescado, frutos secos y otros tipos de grasas sin procesar. Una dieta con base vegetal, que incluya frutas y verduras en abundancia, es lo más aconsejable.

EL AZÚCAR

Cuando se es una joven de noventa y cuatro años, como dice una de mis pacientes, todo el mundo presta atención a lo que una haya aprendido. Si además ha estado sana toda su vida, sus opiniones sobre la salud importan. La paciente en cuestión es una mujer explosiva que a los cuarenta años ganó un premio por su compromiso con una alimentación saludable. ¿Cuál era la norma alimentaria más estricta en su casa? Nada de azúcar. Esto significa ni zumos, ni refrescos, ni caramelos; solo carne, fruta y verduras, hasta el punto de que su hijo mayor se compró una botella de Coca-Cola con su primera paga, un capricho que nunca había tenido en casa hasta el momento.

Hace tiempo que el azúcar está seriamente en el punto de mira cuando se habla de una alimentación sana. Los organismos de salud más importantes, entre ellos la Organización Mundial de la Salud, han especificado que el azúcar no debería constituir más de un 10 % de la ingesta energética total, y otros organismos, como Salud Pública de Inglaterra, establecen que no debería superar el 5 %. Es un cambio interesante, si tenemos en cuenta que este era el tipo de recomendaciones que solía hacerse en relación con las grasas.

La cantidad media de azúcar consumida a diario en los países desarrollados ha experimentado un crecimiento alarmante estos últimos años; y la mayor parte de ese aumento se debe al azúcar que añadimos a los alimentos, no a los azúcares naturales de alimentos como la fruta o la leche. Las pruebas que asocian el creciente consumo de azúcar con las enfermedades cardíacas, la diabetes, algunos cánceres y la obesidad son concluyentes. Muchos estudios que se han desarrollado para descubrir los efectos del azúcar en la salud cardíaca se han centrado en las bebidas azucaradas (refrescos, agua tónica o gaseosa, según dónde vivas), y se ha confirmado que cuantas más de estas bebidas tomemos, tanto peor para la salud.

En un estudio con el que se trataba de determinar cuántos adultos estadounidenses sobrepasaban el 10 % de azúcar recomendado para la dieta diaria, se vio que más del 70 % de los miles de sujetos que participaron en el estudio superaba esa cifra. En el caso de aproximadamente un 10 % de los participantes, el azúcar constituía más de una cuarta parte de la ingesta de alimentos diaria. Lo verdaderamente alarmante no eran ya las cantidades de azúcar que consumían, sino las repercusiones para su salud. Obtener del azúcar entre un 10 y un 25 por ciento de las calorías diarias significaba que el riesgo de morir por enfermedad cardiovascular era un 50 % mayor que en aquellos individuos que consumían menos de un 10 % de azúcar en la dieta. ¿Y los consumidores de azúcar más osados que superaban el 25 %? ¡El riesgo era hasta tres o cuatro veces mayor!

Pero ¿de dónde proviene todo ese azúcar? Porque no es que nos sentemos a la mesa con un bol de azúcar delante. Normalmente está escondido en las bebidas azucaradas, los zumos de frutas, los postres y los dulces. Las bebidas azucaradas son particularmente dañinas, y muchos estudios han culpado a la Coca-Cola y otros refrescos de que estemos cada vez más obesos y más enfermos. Incluso teniendo en cuenta otros importantes enemigos del corazón como el colesterol y la hipertensión, esas latas colmadas de azúcar pueden causar mucho daño ellas solas.

Pero ¿qué hace el azúcar para causar todo ese daño? En primer lugar, es importante entender que, como en el caso de las grasas, no todos los azúcares son iguales. Se considera que hay principalmente dos tipos de azúcar: sacarosa y fructosa. La sacarosa es un disacárido, lo cual significa que está compuesto por dos azúcares distintos unidos entre sí, que son glucosa y fructosa a partes iguales. Es básicamente el azúcar de mesa que añadimos al café o a la repostería.

La fructosa está contenida de forma natural en la miel, la fruta y algunas hortalizas, y se añade a muchos alimentos y bebidas industriales en forma de sirope de maíz de alto contenido en fructosa. Está compuesta por más fructosa que glucosa y su producción es barata, razón por la cual se utiliza como edulcorante en la industria alimentaria. En cuanto a los efectos que tiene en el cuerpo, la fructosa parece ser diferente de otros azúcares.

El hígado es el órgano superinteligente que se ocupa de los desechos (y de muchas otras funciones importantes sobre las que no hablaré en este momento). Recibe las grasas, los azúcares, las drogas, los medicamentos y todo tipo de compuestos que haya en el cuerpo, y es el encargado de procesar las grasas y el azúcar contenidos en los alimentos que ingerimos. Cuando la fructosa llega hasta él, la somete a una serie de reacciones químicas, como hace con otros compuestos, y crea así en definitiva sustratos que las células usarán directamente para obtener energía o que se almacenarán en forma de grasa. Pero a diferencia de la glucosa, la fructosa puede actuar en el hígado como molécula base para la producción de triglicéridos, una forma de grasa. El hígado trabaja sin descanso para procesar toda esa fructosa y va creando productos derivados como el ácido úrico, que puede ser tóxico para los vasos sanguíneos y las células.

Cuando comemos o bebemos fructosa, los niveles de colesterol se disparan. Quienes consumen grandes cantidades de fructosa procesada, es decir, que no esté contenida de forma natural en los alimentos, presentan niveles muy altos de colesterol LDL, triglicéridos y ácido úrico. El páncreas en estos casos tiende además a secretar grandes cantidades de insulina, que obligan al cuerpo a almacenar el excedente de energía en forma de grasa. Los análisis de sangre muestran que la secreción de hormonas asociadas con la inflamación aumenta cuando se consumen alimentos o bebidas de alto contenido en fructosa, lo cual puede inflamar o dañar a su vez los vasos sanguíneos. Y lo que es aún peor, todas estas bebidas repletas de azúcar no nos sacian el apetito, así que tenemos que ingerir más calorías para sentirnos llenos.

Quizá te hayas dado cuenta de que me he saltado el hecho de que la fructosa está contenida en la fruta. ¿Significa esto que deberíamos dejar de comer fruta para evitar los peligros de la fructosa? ¡De ningún modo! La fruta tiene propiedades fabulosas, y para ingerir la cantidad de fructosa que contiene una sola lata de Coca-Cola tendrías que comer cantidades de fruta colosales. Además, a diferencia de los refrescos, la fruta nos sacia el apetito porque contiene fibra y es rica en otros nutrientes, entre ellos vitaminas y minerales.

Las organizaciones de la salud pública recomiendan actualmente que reduzcamos el consumo de azúcares, en particular de fructosa, limitando el número de bebidas azucaradas que tomamos. Reemplazar la lata de Coca-Cola por un vaso de agua es la estrategia preferida. Se ha visto que las personas que a lo largo de un año sustituyen los refrescos por agua engordan alrededor de medio kilo menos que si hubieran tomado refrescos. También hace descender de un modo espectacular el riesgo de desarrollar diabetes, una de las consecuencias más probables y temibles del consumo de refrescos en grandes cantidades.

Además de olvidarnos de la lata de refresco, ¿qué más podemos hacer para evitar el azúcar? Lo más fácil es prescindir de los alimentos procesados, en cuya fabricación se da casi siempre prioridad al sabor y no al aporte nutricional. El buen sabor de la comida moderna suele venir de los azúcares añadidos, con frecuencia en forma de sirope de maíz de alto contenido en fructosa.

En lo que respecta a los edulcorantes artificiales, todavía no se ha llegado a una conclusión definitiva. Aunque de entrada parece que podría ser aconsejable consumir productos que no estén endulzados con azúcar, todavía no se conocen bien los posibles efectos de los edulcorantes artificiales a largo plazo. Algunos estudios dan a entender que las bebidas *diet* pueden engañar al cuerpo y hacerle acumular grasa incluso sin consumir azúcar y otros las han asociado con la aparición temprana de problemas hepáticos, óseos e incluso cerebrales. Como muchos otros aspectos de la ciencia de la nutrición, es un tema que se investiga cada día más, así que estate al tanto de lo que se vaya descubriendo.

¡BICHOS! LA MICROBIOTA INTESTINAL

Estamos rodeados de microorganismos. Viven en la piel y dentro de la nariz, pero en ningún sitio se agrupan en tal cantidad como en el intestino. Se calcula que viven en el cuerpo humano más de cien billones de microorganismos, la mayor parte de ellos en el intestino grueso, pero la realidad es que son todo menos un problema: nuestra vida depende de ellos. También ellos dependen de nosotros para sobrevivir, así que mantenemos una relación simbiótica.

No es un descubrimiento reciente. Sabemos desde hace muchos años que estamos plagados de bacterias. Sin embargo, en la actualidad nos damos cuenta cada día más de lo importantes que son para nuestra salud. La multitud de microorganismos que vive en el intestino se denomina microbiota, y es básicamente una gran ciudad habitada por distintos tipos de bacterias. Su función es ayudar a la digestión y prevenir las enfermedades eliminando a las bacterias dañinas. La constitución de esta ciudad de microorganismos es extremadamente importante y repercute en muchos aspectos orgánicos además de mantener la buena salud del colon. De hecho, la salud de la microbiota intestinal es importante para todos los órganos del cuerpo, incluidos el cerebro y el corazón.

La microbiota del intestino es nuestra primera línea de defensa contra los alimentos y bebidas poco saludables que entran en nuestro cuerpo. Los microorganismos que la componen son distintos en cada uno de nosotros, y por eso, aunque dos personas coman lo mismo, es posible que cada una de ellas lo procese de manera muy diferente en función de las bacterias que habiten en su colon. Esto es muy emocionante, porque significa que podemos influir en esa población bacteriana y quizá ayudar al intestino a absorber los nutrientes que nos favorecen y a expulsar los que no. En lo que respecta a la salud cardíaca, la posibilidad de influir en los tipos de bacterias podría significar que el corazón estuviera expuesto principalmente a nutrientes beneficiosos para él y se desechara todo aquello que pudiera perjudicarlo.

Cada tipo de bacterias que vive en el colon puede crear moléculas a partir de los alimentos que ingerimos, sobre todo de las grasas y los azúcares. Esas moléculas nos pueden ayudar o dañar. Si el tipo inapropiado de bacterias produce moléculas igualmente inapropiadas, la sangre puede volverse más espesa y tener más probabilidades de obstruir las arterias vitales del corazón. O puede provocar que el colesterol entre en los vasos sanguíneos y forme placa en su interior, lo cual podría incluso incapacitar al corazón para hacer frente a cualquier lesión. Si eliminamos las bacterias protectoras, que pueden favorecer el procesamiento y almacenamiento de los azúcares y las grasas, el riesgo de desarrollar diabetes y obesidad puede aumentar.

Así que ¿cómo podemos cambiar los tipos de microorganismos que viven en el intestino? Una manera sería mediante un trasplante fecal. Las heces están compuestas en buena parte de bacterias procedentes del colon, y si tomamos las bacterias de una persona de peso normal con un corazón sano y las trasplantamos a otra que tenga sobrepeso, es posible que esta última empiece a adelgazar. Pero el trasplante fecal no es la solución ideal para tratar situaciones cotidianas, y por eso la mejor forma de hacer que proliferen las bacterias beneficiosas es cambiar el tipo de alimentación y comer de un modo que contribuya al desarrollo de este tipo de microorganismos y a la eliminación de los perjudiciales.

Mientras nos dedicamos a comer grasas trans y sirope de maíz con alto contenido en fructosa nos privamos de nutrientes fundamentales que pueden ayudar a triunfar a las bacterias que nos benefician. Uno de los nutrientes que más aprovecha la microbiota intestinal es la fibra, que encontramos en las frutas y verduras o en los carbohidratos sin refinar, es decir, en los cereales integrales. Consumir estos productos nos aporta energía y, además, contribuye a la buena salud de las bacterias beneficiosas, lo cual les permite prosperar. Cambiar esta parte de nuestra dieta hace que el hígado pueda procesar el azúcar de manera totalmente distinta, y, como consecuencia, se reducen la obesidad y la cantidad de grasas dañinas que circulan en la sangre, que a su vez puede ahora combatir más enérgicamente las enfermedades y ocasionar que el corazón lata sano y feliz.

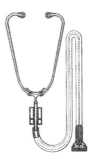

CAPÍTULO 7

EL EJERCICIO FÍSICO: DÉMOSLE MARCHA AL CORAZÓN

La falta de actividad física destruye las buenas condiciones de todo ser humano, mientras que el movimiento y el ejercicio físico metódicos las preservan y las conservan.

Platón,
filósofo griego

No soy lo que se dice una atleta nata. Para dar simplemente la talla en cualquier deporte, siempre he tenido que esforzarme mucho. Mi hermano, en cambio, era de esas personas que nada más agarrar un bate o una raqueta parece que lleven usándolos toda la vida. Me indignaba. Sin embargo, al ir haciéndome mayor decidí hacer deporte porque me lo pasaba bien. Entré en un club de atletismo y empecé a entrenar tres veces por semana, y los fines de semana salía a correr por las preciosas rutas de Sídney. Porque me sentaba bien física y también mentalmente.

Recuerdo mi primera media maratón. Había estado entrenándome a conciencia y estaba muy emocionada. Aquella chica que había sido siempre mediocre en el deporte estaba a punto de correr 21,097 kilómetros. Al cabo de 16 kilómetros de carrera, me empezó a doler todo. Coincidió con el momento en que vi ante mí una cuesta muy pronunciada, que me extenuó la mente tanto como el cuerpo. A los 18 kilómetros, quise darme por vencida. A los 21,097 kilometros, al cruzar la meta y ver a la gente aplaudiéndome y aclamándome, casi lloro de felicidad. Por falta de sangre suficiente en el cerebro, sin duda, quise correrla otra vez, en ese mismo momento. Supongo que es a eso a lo que llaman la euforia del corredor.

A la vista de lo extenuada que estaba al terminar la carrera, se podría pensar que correr 21,097 kilómetros no es bueno para el corazón. Poco después de completar la media maratón me hicieron un ecocardiograma. Fue una experiencia poco habitual que el corazón sometido a examen fuera el mío. Un ecocardiograma es una prueba que utiliza ultrasonidos para visualizar la función cardíaca y comprobar que el corazón bombea sangre correctamente y que todas sus partes están en orden. Mientras el técnico sanitario me examinaba, me preguntó si solía hacer mucho ejercicio. Me alarmé de inmediato, pensando que había detectado algún problema, pero lo que había visto era un corazón que funcionaba extremadamente bien gracias a todo el ejercicio que le había obligado a hacer. Respiré aliviada, y me sentí agradecida por que, además de un intenso dolor en las piernas, correr me hubiera dado un corazón muy fuerte.

No hay duda de que hacer ejercicio nos sienta bien. Es tan beneficioso que el día después de haber operado del corazón a un paciente lo hacemos caminar por los pasillos de la planta. A las personas a las que se les ha insertado un corazón artificial, un DAV, se les recomienda que empiecen a ir a un gimnasio a hacer ejercicio al menos tres veces por semana en cuanto se les da el alta médica. He visto a estos pacientes ejercitándose en el gimnasio de rehabilitación cardíaca que tenemos en el hospital y me han dejado anonadada. De hecho, todos los años varios de los pacientes a los que les hemos hecho un trasplante o insertado un DAV participan en una caminata o carrera popular, con lo cual no solo contribuyen a que se tome conciencia de la realidad de los trasplantes, sino que además le procuran mucho bien a su cuerpo.

Cuando hacemos ejercicio, a veces no da la impresión de que le estemos haciendo ningún favor al corazón. A poco que te parezcas a mí, te vas poniendo de un bonito color rojo, resoplas y jadeas al subir las cuestas o te tambaleas como si intentaras adoptar la postura del guerrero de yoga. Sientes que el corazón late desbocado y, cuando aprietas el paso, te arden los pulmones. Sudas a chorros y te preguntas si conseguirás volver a casa sano y salvo. Sin embargo, hacer ejercicio es de lo mejor que puedes regalarle a tu corazón, a todo tu cuerpo y a tu mente, a pesar de que te obligue a resoplar y a jadear.

QUÉ DICE EL CORAZÓN SOBRE EL EJERCICIO

Te has atado las zapatillas de deporte y te diriges hacia la puerta. Sea cual sea el ejercicio que elijas, hay una constante: los músculos van a trabajar más de lo habitual; y cuando una parte del cuerpo tiene que trabajar más de lo habitual, necesita más sangre, que le aporte oxígeno y glucosa, para poder rendir más enérgicamente y más deprisa.

Uno de los primeros detalles que notamos cuando hacemos ejercicio es que la frecuencia cardíaca se dispara. En reposo, sentados por ejemplo, la mayoría tenemos entre sesenta y ochenta pulsaciones por minuto; las mujeres, generalmente un poco menos que los hombres. Puedes tomarte el pulso presionando unos centímetros más abajo del nacimiento del dedo pulgar, en la arteria radial, o en el cuello, en la arteria carótida. Algunas personas que están verdaderamente en forma tienen un ritmo cardíaco en reposo de tan solo treinta o cuarenta pulsaciones por minuto, gracias a que su corazón se ha vuelto muy eficiente.

Cuando empiezas a hacer ejercicio, el ritmo cardíaco se eleva en relación con la intensidad del esfuerzo físico. Si realizas el mayor esfuerzo del que eres capaz, alcanzas tu frecuencia cardíaca máxima, que, con los años, disminuye un poco. Cuando te entrenas con una intensidad uniforme, la frecuencia cardíaca se estabiliza, en sintonía con el trabajo que hacen los músculos. Se denomina a esto frecuencia cardíaca estable, y puedes emplearla para valorar tu condición física. Cuanto más baja sea la frecuencia cardíaca, en mejor forma estará el cuerpo.

Mientras haces ejercicio, no es solo que el corazón lata más deprisa, sino que la cantidad de sangre que bombea con cada latido es también mayor; es a lo que se llama **volumen sistólico**. El corazón y el resto del cuerpo son muy listos y se dan cuenta de que estás trabajando enérgicamente; el miocardio empieza por tanto a contraerse con más intensidad. El corazón bombea hacia las arterias la sangre que recibe de los músculos activos a través de las venas. Dado que los músculos se contraen más enérgicamente de lo habitual, también es mayor la cantidad de sangre que envían de vuelta al corazón. Además, la activación de los nervios y de hormonas como la adrenalina hace que el músculo se contraiga con más fuerza. Es un proceso fascinante el del corazón: cuanta más sangre venosa le llega, más sangre arterial bombea. Y el volumen de sangre que bombea cuando hacemos ejercicio es casi el doble del habitual.

La forma en que el corazón aumenta el volumen de sangre que bombea es uno de los aspectos que más me impresionan de su funcionamiento. El corazón es básicamente una bomba muscular hecha de millones de células cardíacas. Todas ellas contienen unas proteínas altamente especializadas llamadas actina y miosina; recuerdan un poco a una pequeña cuerda de la que tiraran muchas manos a la vez. Cuando la célula miocárdica se contrae, la miosina se engancha al filamento de actina y lo atrae hacia sí, y de este modo consigue que la célula se acorte y el miocardio entero se contraiga. Normalmente, basta con que tiren de la «cuerda» unas pocas «manos» de miosina.

Imagina que estás tirando de una cuerda con dos amigos. Como solo hay sitio para vosotros tres, la fuerza conjunta que podéis ejercer tiene un límite. Ahora imagina que extendemos el suelo sobre el que estáis y hay sitio para que acudan tres amigos más. ¡La fuerza que podéis hacer ahora es mucho mayor!

Cuando la sangre retorna en mayor volumen al corazón, las células miocárdicas se expanden a causa de ese mayor volumen de sangre, y esto crea mucho más espacio para que las «manos» de miosina se agarren al filamento de actina y tiren fuerte. Se llama a este fenómeno ley de Frank-Starling, y explica que si expandimos el corazón aumentando el volumen de sangre, bombeará sangre con más intensidad. Por supuesto, llega un momento en que el corazón está demasiado lleno, y la miosina no puede agarrarse a la actina porque el estiramiento las ha alejado demasiado entre sí.

Lo mismo que las sentadillas fortalecen los músculos de las piernas, o las flexiones de bíceps tonifican los brazos, ejercitar el corazón lo convierte en una bomba más eficaz. Los músculos esqueléticos que mueven las articulaciones trabajan con más eficacia y durante más tiempo seguido. La coordinación y la aptitud para la tarea mejoran y te sientes más ágil. En lo que respecta al corazón y los pulmones, tener resistencia significa que ambos desarrollan la capacidad de hacer llegar sangre suficiente a los músculos durante un periodo más prolongado. Con el entrenamiento oportuno, el corazón es exactamente igual que una máquina bien engrasada: bombea sangre con más facilidad tanto en reposo como cuando haces ejercicio, pues el volumen sistólico aumenta en todas las situaciones.

El corazón de alguien que se ha entrenado, por ejemplo, para una media maratón aumenta ligeramente de tamaño. Si eres corredor, la cavidad hueca de este órgano se hace más grande para que pueda retornar a él un volumen mayor de sangre y poder bombear más sangre también. Si eres levantador de peso, el miocardio crece para sobrellevar los saltos de tensión arterial cuando resoplas y jadeas para levantar las pesas por encima de la cabeza. El ejercicio le exige al cuerpo que produzca continuamente un volumen mayor de sangre para mejorar las condiciones físicas, y esto repercute en el corazón. Recuerda que el corazón bombea la misma cantidad de sangre que retorna a él.

Cuando estudiaba tercero de Medicina, teníamos exámenes prácticos en los que les hacíamos pruebas físicas a los voluntarios, generalmente alumnos de otra universidad. Una vez examiné a un joven que se quitó la camisa para que pudiera ponerle el estetoscopio en el pecho y escuchar su corazón. Conté solo treinta y cinco pulsaciones por minuto, y le pregunté si hacía mucho ejercicio. Supongo que pensó que estaba admirando su físico, porque se le iluminó el rostro y, con orgullo, me dijo: «Sí se nota, ¿no?».

En realidad, me refería a que una frecuencia cardíaca de treinta y cinco pulsaciones en reposo es increíblemente baja, y por lo general solo se ve en personas que tienen una forma física excepcional. El corazón bombea sangre con una eficiencia tan extraordinaria que el cuerpo desactiva todos los mecanismos nerviosos que aceleran el ritmo cardíaco y, en su lugar, activa el sistema nervioso parasimpático, cuyo cometido es facilitar el reposo y la digestión, que ralentiza el ritmo cardíaco y le da al corazón más tiempo para llenarse.

Todos estos efectos beneficiosos ayudan además a reducir la tensión arterial. La acción del sistema nervioso parasimpático combinada con los efectos directos del ejercicio mejora la salud de los vasos sanguíneos, que por consiguiente se relajan y dilatan. Disminuye así la presión que hay en su interior (que es la tensión arterial que medimos) y esto le quita un peso de encima al corazón, que, en lugar de tener que impulsar la sangre por unas tuberías estrechas y rígidas, ya no necesita esforzarse tanto. Si algo detesta el corazón es verse obligado a hacer frente a una tensión arterial excesiva al bombear la sangre, sobre todo si ha de hacerlo durante mucho tiempo, como en el caso de una persona hipertensa.

Pese al transcurso del tiempo, la tensión arterial no suele disminuir ni cambiar demasiado si estamos razonablemente sanos o en forma. Ahora bien, si tienes la tensión alta, el cambio de tono o el estrechamiento de los vasos sanguíneos son de importancia vital. Afortunadamente, el ejercicio físico puede reducir la tensión arterial hasta 7 mmHg o milímetros de mercurio (esta es la medida que se utiliza) o incluso más, lo cual, a la larga, puede reducir la tensión y estabilizarla.

Cuando lleves un tiempo entrenándote, quizá notes que, después de correr o de nadar, en lugar de tener la sensación de que vas a caer muerto de un momento a otro, te sientes bien, ¡o incluso de maravilla!, y además te recuperas más rápido. Al terminar de hacer ejercicio, la frecuencia cardíaca se mantiene alta durante un rato para ayudar a los músculos a recuperarse, y luego desciende a unos niveles de reposo. Por lo general, cuanto más en forma estés, más rápido volverá la frecuencia cardíaca a la normalidad.

Pero el corazón no es el único que se beneficia del ejercicio físico. El cuerpo entero se ve favorecido. Los músculos y otros tejidos se expanden o generan más capilares. Los capilares son los vasos sanguíneos más diminutos, y a través de ellos pasa el oxígeno a los tejidos que lo necesitan y se recogen las sustancias de desecho para su eliminación. Tener más capilares significa por tanto que los músculos que están activos consiguen fácilmente el oxígeno que necesitan para trabajar con más intensidad.

Observar cómo cambia y se adapta el corazón a las nuevas situaciones es fascinante. A diario soy testigo de estos cambios tan asombrosos: con el pecho abierto, veo el corazón expuesto y cómo cambia de aspecto cuando le damos más sangre o le quitamos un poco, o cuando administramos un medicamento para que lata más rápido o más fuerte. Cuando presencio todo esto, me quedo admirada de lo inteligente que es este órgano.

De su inteligencia no cabe duda, pero el ejercicio probablemente sea una de las mejores medicinas con que contamos. Es bueno para el corazón, los pulmones, el cerebro y los huesos y puede incluso reducir el riesgo de desarrollar algunos tipos de cáncer. En lo que respecta al corazón, los beneficios que le reporta son tan extraordinarios que la cara roja y el sudor valen sobradamente la pena.

EL CASO DE PAUL

«Este es Paul; tiene cincuenta y cuatro años y tuvieron que sacarlo de la piscina cuando competía en el campeonato de natación Máster australiano»; así es como me lo presentaron. Aun sin pronunciar palabra, la expresión de su rostro preguntaba «¿por qué yo?», confuso ante lo injustificado de la situación. ¿Cómo es que alguien como Paul, que estaba sano y en buena forma, terminó en una cama de hospital bajo la atenta mirada de los cardiólogos?

Paul, dechado de salud, estaba en medio de una carrera cuando los espectadores y el resto de los competidores se dieron cuenta de que le ocurría algo. A mitad de la calle le abandonaron las fuerzas, se detuvo y casi se hundió. Los nadadores de uno y otro lado lo sacaron de la piscina. Jueces y competidores actuaron de inmediato: empezaron a presionarle el pecho y utilizaron un desfibrilador externo automático para enviar un impulso eléctrico al corazón y restablecer el ritmo cardíaco. Lo trasladaron rápidamente al hospital, donde un angiograma coronario reveló que tenía una obstrucción muy grave en dos de las arterias coronarias. En el momento exacto en que empezó a hundirse hacia el fondo de la piscina, había sufrido un ataque cardíaco y el corazón le había dejado de latir.

Mientras esperaba la fecha de la intervención, no dejaba de quejarse de lo que le había ocurrido, a pesar de estar delgado e increíblemente en forma y de haberse cuidado siempre; nunca había fumado y rara vez bebía. Un día nos miró y nos preguntó si veíamos muchos casos como el suyo. La respuesta fue no. La mayor parte de la gente que llevaba una vida como la suya tenía como recompensa un corazón fuerte y sano. Lo último que hubiéramos esperado es que alguien como él necesitara una intervención de corazón. El quid de la cuestión era que, en algún momento, la genética de Paul se había antepuesto a su estilo de vida. Nos enteramos de que su padre había muerto de repente antes de cumplir los sesenta años.

Después de la intervención, Paul experimentó un cambio de perspectiva. Estaba enfadado por no haber ganado ni una carrera a pesar de todos sus esfuerzos, y así se lo contaba con una sonrisa pícara a cualquiera que tuviera cerca. Pero había pasado de preguntar «por qué yo» a decir: «Gracias a Dios que me pasó allí y en aquel momento, o si no igual no estaría vivo». Sabía que de no haber estado en tan buena forma física, tal vez no habría sobrevivido. Sabía también que, gracias a su buena forma física, se recuperó rápidamente de la operación. El día que le dimos el alta médica, me aseguró que pronto volvería a la piscina y que, con un poco de suerte, después de la próxima carrera se iría con una medalla, en lugar de con un corte en el pecho.

HACER EJERCICIO PUEDE SALVARTE LA VIDA

Los beneficios del ejercicio físico para la salud general se conocían ya hace miles de años; fue Hipócrates el que dijo que «caminar es la mejor medicina para el hombre» en torno al año 400 a. C. En nuestros días, un estudio muy curioso reveló que los conductores de autobús londinenses sufren más ataques al corazón que sus compañeros de trabajo, los revisores. Un dato que deja bastante claro que el ejercicio tiene una importancia vital para la salud cardíaca.

Cuando examinamos las tasas de incidencia de una determinada enfermedad en un sector de la población, podemos correlacionar ciertos comportamientos o riesgos y ver quiénes la desarrollan y quiénes no. Para saber cómo ayuda al corazón hacer ejercicio, es interesante examinar los efectos del comportamiento contrario. Al sedentarismo o a hacer poco ejercicio se lo ha llamado estos últimos años «el nuevo tabaquismo». Pese a no ser una definición muy exacta, transmite una idea bastante clara de los efectos del ejercicio físico. Se estima que reducir el tiempo de estar sentados a menos de tres horas al día puede añadir casi dos años a nuestra vida.

Otros estudios han utilizado una medición conocida como equivalentes metabólicos para determinar la intensidad del esfuerzo que hacemos cuando realizamos actividades físicas. Cuanta mayor intensidad de esfuerzo conseguimos al hacer ejercicio, más disminuye el riesgo de que desarrollemos una enfermedad cardíaca. Algunos estudios concluyen que hacer ejercicio reduce el riesgo cardiovascular incluso a una tercera parte, y el efecto aumenta cuanto más ejercicio diario hacemos.

La epidemiología, que es el estudio de las enfermedades, sus patrones de comportamiento y cómo cambian al intervenir otros factores (como el ejercicio físico, en este caso), ofrece igualmente numerosas pruebas de que hacer ejercicio es bueno para la salud; pero ¿exactamente por qué es tan beneficioso para la salud en general y la del corazón en particular el ejercicio físico?

Los vasos sanguíneos son muy perspicaces; son una especie de órgano en sí mismos. Su revestimiento interior, el endotelio, tiene muchas otras funciones además de procurar una barrera protectora. Lo más importante es que cuando el endotelio está sano, los vasos sanguíneos también lo están, y cuando el endotelio está dañado o no funciona bien, los vasos sanguíneos sufren trastornos, como la formación de la placa de ateroma, que los obstruye e impide que la sangre irrigue los órganos. Si tuviera que elegir una de entre las partes del cuerpo que más admiración me producen, probablemente escogería el endotelio por lo inteligente que es.

Cuando hacemos ejercicio, el endotelio se pone muy contento. La sangre circula a gran velocidad por los vasos sanguíneos y causa mayor estrés a lo largo del endotelio. Y este, que es muy listo, reacciona a ese estrés creando un compuesto vasodilatador llamado óxido nítrico o monóxido de nitrógeno. El óxido nítrico es increíblemente importante para la salud de los vasos sanguíneos ya que, al secretarse, estos se relajan. Su función por tanto es muy valiosa cuando hacemos ejercicio, porque permite que llegue más sangre a los músculos que están activos, pero también lo es en los periodos de descanso.

La capacidad de los vasos sanguíneos para autorregularse y relajarse los hace estar cada vez más sanos: no son tan gruesos ni tan propensos a que se forme placa en su interior y tienen más facilidad para dilatarse, lo que significa que la sangre circula con fluidez hasta los músculos que la precisan y que el corazón encuentra menor resistencia al impulsarla. En lo que a las arterias coronarias se refiere, esa capacidad de relajación permite que, a corto y a largo plazo, el corazón distribuya la sangre que necesitamos para hacer ejercicio y desenvolvernos en la vida.

Pero los beneficios de la actividad física no terminan aquí. Hacer ejercicio ayuda a otras partes del cuerpo, entre ellas la médula ósea, a activar diversas células y hormonas. Esas células, que se denominan células progenitoras endoteliales, son una versión inmadura de las células que componen el endotelio, ya maduro y plenamente funcional. Se cree que esas células progenitoras son capaces de reparar el endotelio cuando está dañado, lo que significa que está perjudicada su función y es más propenso a desarrollar placa y obstrucciones. Por eso es tan beneficioso el ejercicio para quienes ya padecen una enfermedad cardíaca.

Pero los beneficios directos del ejercicio para el corazón y los pulmones son solo una parte de los efectos globales. Todos los órganos y procesos corporales están íntimamente ligados, y el corazón puede ser particularmente vulnerable a la mala salud. Las cardiopatías y los ataques cardíacos son a menudo el resultado final de una serie de enfermedades que constituyen el síndrome metabólico, como la obesidad, la diabetes y la hipertensión arterial. Dado que el ejercicio físico es capaz de mejorar la salud de otros tejidos del cuerpo, como los músculos y la grasa, hace que disminuya el riesgo de diabetes, por ejemplo, y esto a su vez reduce el estrés al que está sometido el corazón.

Los estudios epidemiológicos han demostrado que la actividad física nos previene contra la diabetes y la obesidad. Reduce significativamente el riesgo de desarrollar diabetes no solo porque ayuda a reducir el peso corporal, sino también porque permite que la insulina actúe en el cuerpo con más eficacia. La **insulina** es una hormona extraordinariamente importante. La produce el páncreas, una glándula con forma de pluma, situada muy cerca del estómago. Cuando el nivel de glucosa en sangre se eleva, por ejemplo después de comer, el páncreas secreta insulina, y el cuerpo absorbe los azúcares y los ácidos grasos que transporta la sangre y los almacena, normalmente en forma de grasa o de un compuesto de glucosa llamado glucógeno, en los músculos para que podamos utilizarlos en el momento en que volvamos a estar activos.

Cuando desarrollamos diabetes, o prediabetes, los músculos ignoran la señal de la insulina y no absorben la glucosa y los ácidos grasos, que permanecen por tanto en la corriente sanguínea, donde causan lesiones a los vasos sanguíneos y contribuyen a la formación de placa. Cuando los músculos se contraen, ocurre algo asombroso: la contracción intensa hace que las células musculares creen más canales capaces de transportar glucosa de la sangre a los músculos, lo que significa que pueden disponer de ella y que, además, la alejan de los vasos sanguíneos, donde podría causar daños. Como consecuencia, cuando los pacientes diabéticos hacen ejercicio, los niveles de glucosa suelen mejorar, un fenómeno denominado «sensibilidad mejorada a la insulina». Basta con que una persona diabética dedique ciento cincuenta minutos a la semana al ejercicio para que se reduzcan su riesgo de muerte y su dependencia de la medicación.

Como hemos visto, bajar de peso es una forma efectiva y fundamental de combatir dolencias como la diabetes y las enfermedades cardiovasculares. Es cierto que las revistas y las redes sociales alaban los beneficios de la actividad física para perder peso, pero sus efectos van mucho más allá de conseguir que nos quepa la ropa que nos gusta. El mejor resultado que podemos obtener de la pérdida de peso es una reducción de la grasa que rodea los órganos, la grasa visceral, que tiene numerosos efectos perjudiciales para la salud: fabrica y secreta hormonas que promueven la diabetes, inflama los vasos sanguíneos y puede incluso dañar directamente la capacidad del corazón para bombear sangre con eficacia. Cuando hacemos ejercicio, no solo bajamos de peso en general, sino que los estudios han mostrado que se produce una eliminación de grasa concretamente en la zona media del cuerpo. La circunferencia de la cintura es un marcador alternativo de esa grasa peligrosa que vive oculta bajo la superficie, alrededor y dentro de los órganos.

¿Y qué hay de los pacientes que ya padecen una enfermedad cardíaca? Ellos son precisamente los que más ejercicio deberían hacer. La rehabilitación cardíaca es un programa de ejercicios que se prescribe a las personas con algún problema cardíaco o que han sufrido un ataque al corazón o se han sometido a una intervención cardiotorácica. Es un programa de ejercicio gradual, supervisado por fisiólogos del ejercicio y fisioterapeutas, que mejora los síntomas e incluso la calidad de vida y las probabilidades de supervivencia. Los pacientes que siguen este programa suelen recuperarse mucho más rápido. Ahora bien, más beneficioso todavía es que de entrada el paciente esté en buena forma física, y podamos hacer frente a cualquier enfermedad sabiendo que tiene verdaderas probabilidades de recuperarse como es debido.

Hacer ejercicio es además estupendo para muchos otros aspectos de la vida que influyen en la salud cardíaca: nos ayuda a dormir bien y a estar de buen humor y alivia la depresión. Todos estos aspectos, cuando no están equilibrados, someten innecesariamente al corazón a una tensión muy fuerte. La actividad física es una medicina maravillosa para todo el cuerpo, y en particular para el corazón.

¿CUÁNTO EJERCICIO HAY QUE HACER?

Hace muchos años, después de un ataque al corazón o de una intervención mayor, a los pacientes se les recomendaba reposo absoluto. El consejo se remonta al siglo XVIII; en aquella época, después de un ataque al corazón, los médicos ordenaban a los pacientes que guardaran cama durante seis semanas por miedo a cansar al corazón debilitado. En lugar de recuperarse, sin embargo, solían desarrollar todo tipo de complicaciones y perdían masa muscular y agilidad física. Gran parte de lo que sabemos actualmente sobre los terribles efectos de estar inmovilizados mucho tiempo seguido se lo debemos a la carrera espacial. En el espacio, los astronautas están básicamente inmovilizados, y esto tiene toda una serie de consecuencias, como la pérdida de músculo esquelético o atrofia muscular, que les acarrean múltiples enfermedades cuando regresan a la gravedad normal.

En los años cuarenta del siglo pasado, se prescribía la «terapia de silla» para recuperarse de un ataque al corazón, que consistía exactamente en eso: el paciente se sentaba en una silla durante seis semanas. Con los años, han ido cambiando los criterios de la ciencia médica sobre la rehabilitación, hasta el punto de que ahora a mis pacientes les doy instrucciones de que caminen a diario, y luego caminen un poco más. La mayoría dan unas vueltas por la planta del hospital, y más adelante por su casa y por la calle. De tarde en tarde, alguno me pide que le mande hacer algún ejercicio distinto. Me han preguntado de todo: si montar a caballo, o practicar el sexo, no eran un ejercicio adecuado después de una intervención de corazón. Yo siempre recomiendo caminar, porque es fácil, barato y factible.

Y los que estamos sanos, ¿cuánto ejercicio deberíamos hacer? Si concebimos el ejercicio como una medicina (y buena, dicho sea de paso), necesitamos unas indicaciones. Tenemos que determinar qué tipo de ejercicio nos conviene, durante cuánto tiempo y con qué intensidad debemos practicarlo para que nos reporte beneficios. Hay tal cantidad de información contradictoria sobre cuál es el mejor tipo de ejercicio...: este es una cura milagrosa, aquel es el que más calorías quema y el de más allá te hará desarrollar unos brazos como para rivalizar con Michelle Obama. Si dejamos a un lado las calorías y a la ex primera dama de Estados Unidos, ¿qué dice la ciencia que deberíamos hacer?

Que la Organización Mundial de la Salud (OMS) considere que un tema de salud es importante dice mucho. De hecho, ha determinado actividades diarias recomendadas para todas las edades: niños, adultos y ancianos. Para los adultos de edades comprendidas entre los dieciocho y los sesenta y cuatro años, el objetivo mínimo que se debe conseguir son ciento cincuenta minutos a la semana de actividad aeróbica moderada o setenta y cinco de actividad vigorosa; por ejemplo, ciento cincuenta minutos de caminar a un paso que te permita mantener una conversación o setenta y cinco de correr a un ritmo que, si alguien te pidiera que hablaras, no tendrías ni aliento para reírte de la sugerencia.

Ese es solo el ejercicio básico. Si queremos conseguir más beneficios, la OMS sugiere que hagamos trescientos minutos de actividad moderada a la semana o ciento cincuenta de actividad vigorosa, además de estiramientos musculares dos o tres veces por semana. Parece mucho, ¿no? Pero la OMS no se refiere a pasar trescientos minutos en una cinta andadora ni nada así de estricto. Actividad física no es necesariamente ir al gimnasio o correr kilómetros sin fin; es todo lo que hacemos que implique movimiento: desde el tipo de ejercicio que más te guste hasta ir andando al trabajo o andar por la oficina, practicar algún deporte o hacer tareas domésticas. Como lo oyes, la principal organización de la salud a nivel mundial considera que barrer el suelo te ayudará a estar más sano.

Si haces el mínimo indispensable, hablamos básicamente de dos horas y media de ejercicio a la semana. Muchos igual pensamos que no sabemos de dónde vamos a sacar ese tiempo. Yo al menos, hay días o semanas que lo pienso, sin duda. Estamos terriblemente ocupados. Personalmente, intento hacer ejercicio antes de ir a trabajar, lo que significa levantarme y salir por la puerta antes de las cinco y cuarto de la mañana para que me dé tiempo. Las tardes son demasiado impredecibles, o estoy demasiado cansada al salir del trabajo para tener ganas de hacer nada. Sé que no soy la única: trabajamos, tenemos hijos, salimos con los amigos, dormimos, colaboramos como voluntarios o asumimos cualquier otro compromiso que nos priva de tiempo y nos hace sentir que estamos demasiado cansados para hacer ninguna actividad física.

El número mágico de ciento cincuenta minutos a la semana o treinta al día se sacó de un estudio muy extenso, de más de cincuenta mil personas, llevado a cabo en Estados Unidos. El estudio descubrió que incluso salir a correr a ritmo suave aumentaba hasta tres años la esperanza de vida. Se comparaba en él a gente que corría a distintos ritmos con aquella que llevaba una vida más sedentaria. No está claro, de todos modos, si los beneficios se derivaban solo de la actividad concreta de correr. Como es de suponer, los sujetos que corrían a diario estaban de entrada mucho más motivados a cuidar de su salud en términos generales, así que no fumaban ni tenían diabetes ni hipertensión. Esto no quiere decir que la información que se obtuvo de este estudio no fuera reveladora. Pero la investigación científica suele encontrarse con información inesperada que tal vez distorsione los resultados, un factor que denominamos «variable de confusión». La información obtenida en estudios como este se puede analizar, a fin de controlar o eliminar los efectos de esas variables de confusión; pero no cabe duda de que, si de entrada estamos ya sanos, es más probable que hagamos ejercicio, y todo se convierte así en una especie de profecía autorrealizada.

¿QUÉ TIPO DE EJERCICIO?

Muchos estudios de calidad han demostrado que, en lo que se refiere a la intensidad del ejercicio, más es más. Quienes practican una actividad física que conlleva un intenso esfuerzo suelen obtener de ella muchos más beneficios. Es la comparación clásica entre correr y caminar. Se ha demostrado que correr reporta al menos el doble de beneficios que caminar, en lo que a reducir el riesgo de morir de un infarto de miocardio se refiere, y además en menos tiempo: correr cinco minutos equivale a caminar quince.

Correr, sin embargo, cuesta esfuerzo, sobre todo al principio, y los resultados de algunos estudios indican que, incluso entre los corredores menos esforzados, las lesiones están a la orden del día. Teniendo esto en cuenta, reducir el tiempo de carrera a entre cinco y quince minutos diarios podría disminuir las probabilidades de sufrir una lesión sin dejar de reportar cierto beneficio para la salud cardíaca. Correr puede darte más en menos tiempo, pero, en definitiva, si lo aborreces no lo vas a hacer. Obtener beneficios de salir a caminar requiere más tiempo, pero caminar tiene también sus ventajas: es una práctica que permite socializar (hablar mientras se camina es una forma estupenda de pasar un rato con los amigos y hacer ejercicio a la vez) y es menos probable que cause lesiones.

Pensar en ese estudio me hace sentirme culpable. Ya no puedo correr como solía, después de una lesión de rodilla, y a veces sencillamente no me lo paso bien. ¿Me estoy perjudicando por no elegir el ejercicio más efectivo de todos? Desde luego que no. Si la ciencia se inclina hasta tal punto a favor del correr es basándose estrictamente en los números, pero eso ha de traducirse al mundo real en el que vivimos. De modo que si no puedes correr, o lo detestas, y es caminar con tus amigos o con los perros lo que quieres hacer, ¡magnífico! Recuerda que el beneficio de la actividad física se deriva en buena medida simplemente de hacerla, no de ser un atleta de élite. En realidad, cualquier tipo de movimiento es bueno.

¿Qué otros tipos de ejercicio puedes practicar además? El entrenamiento de alta intensidad a intervalos (HIIT, por sus siglas en inglés) se ha puesto bastante de moda últimamente como entrenamiento que ofrece los máximos resultados con un ejercicio breve e intenso. Se basa en la idea de trabajar a intervalos, de hacer algún tipo de ejercicio aeróbico a tal intensidad que solo se puede aguantar un tiempo muy corto. Es muy popular; ahora bien, ¿es mejor? *Mejor* es una palabra muy fuerte al hablar de la ciencia del ejercicio, porque estudia la vida real, que es complicada. A pesar de ello, varios estudios han mostrado que el HIIT es sensacional para bajar la tensión arterial, aumentar los niveles de colesterol HDL (bueno), reducir la glucosa en sangre y mejorar la sensibilidad de la grasa y los músculos a la insulina.

El yoga es otra forma de ejercicio que va ganando popularidad en Occidente, por la importancia que concede a la salud de la mente tanto como a la salud del cuerpo. Esta disciplina disminuye todos los riesgos de enfermedad cardiovascular, regula el peso corporal y la tensión arterial y aumenta el colesterol bueno, aunque no es lo más recomendable para reducir los niveles de azúcar en sangre. Aun así, sus efectos son muy favorables si se compara con otras formas de ejercicio, y de hecho algunos programas de rehabilitación cardíaca han empezado a utilizar el yoga para ayudar a los pacientes a recuperarse de un ataque al corazón.

Hay muchísimas maneras de estar activos. Puedes bailar, correr, montar en bici o nadar. Basta con que recuerdes que estar activo es indiscutiblemente lo mejor que puedes hacer por ti. ¿Cuánto es insuficiente, cuánto es demasiado...? Lo importante es que te pongas en movimiento: haz algo. Aunque correr sea «mejor» en algunos sentidos, si buscas algo que te guste hacer y te comprometes a hacerlo, obtendrás enormes beneficios. En realidad, lo que la mayoría necesitamos es sencillamente empezar a hacer lo que sea. ¿Quieres saber cuál es mi regla de oro? Un poco es mejor que nada, y más es mejor que un poco.

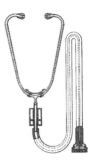

CAPÍTULO 8

EL VINO TINTO, EL CHOCOLATE NEGRO Y LOS SUPERALIMENTOS

El vino es la prueba constante de que Dios nos quiere y quiere vernos felices.

Benjamín Franklin,
científico y político

Mi trabajo tiene algunos aspectos terriblemente tristes. Un día conocí a un hombre al que le habían practicado lo que llamamos una intervención quirúrgica «paliativa» para tratar una forma rara de cáncer relacionada con el pulmón denominada mesotelioma pleural, que afecta al revestimiento de la pared torácica interna y suele estar asociada con la exposición al amianto. Lo más terrible de este tipo de cáncer es su pronóstico nefasto. Mi familia lo sabe muy bien; es el tipo de cáncer del que murió mi abuelo. El pobre hombre al que conocí en el hospital probablemente había estado expuesto al amianto cuando construía su casa. Se le había intervenido para intentar controlar algunos de los síntomas y que pudiera vivir con menos molestias el mayor tiempo posible.

Vino al hospital porque le costaba respirar. Me senté con él en el departamento de urgencias para que me contara lo que había pasado. Estaba descorazonado porque la enfermedad seguía progresando y arrebatándole la poca independencia que le quedaba. Recuerdo que sentí una profunda frustración porque la medicina no hubiera encontrado todavía una cura para esta enfermedad tan espantosa. Entre lágrimas, me dijo que ni siquiera el zumo había surtido efecto. «¿Qué zumo?», pregunté. Con la esperanza de encontrar una cura, había ido a la tienda de dietética del barrio a que le dieran algún consejo, y le habían asegurado que una serie de suplementos y el zumo de zanahoria le alargarían la vida. Escondió la cara entre las manos y lloró amargamente pensando en los trescientos dólares semanales que se había gastado inútilmente en zumo de zanahoria, una suma que no podía permitirse gastar.

Frente a una enfermedad terminal, creo que nadie puede asegurar que no probaría lo que fuera. Aquel hombre había depositado su fe en el poder curativo de los superalimentos y suplementos y, en palabras suyas, lo único que había conseguido con ellos era «ser más pobre». La enfermedad siguió su curso y, finalmente, el hombre falleció. Una parte de mí quería ir a la tienda de dietética e increpar a quienes se habían aprovechado de un hombre moribundo. Otra parte de mí era más comprensiva, y se preguntaba qué superalimentos no habría probado yo si mi vida hubiera estado en juego.

Me he dado cuenta hace poco de que, cuando se trata de mi salud, tengo los dichosos superalimentos instalados en el subconsciente, como os ocurrirá a muchos de vosotros. Desafortunadamente, en mi familia hay una larga historia de hipertensión y cardiopatías, así que al final decidí plantarle cara a la situación y pedirle a mi médico que me hiciera unas pruebas. El brazalete iba apretando cada vez más, y las noticias no eran buenas. Los genes, el estrés y el hecho de haber dejado de hacer ejercicio últimamente me habían jugado una mala pasada y tenía la tensión arterial demasiado alta. Fue un toque de atención, así que me encaminé hacia el supermercado dispuesta a llenar la despensa de frutas y verduras.

Mientras recorría los pasillos, me pregunté dónde estarían los superalimentos para la hipertensión, y pensé que no debía olvidarme de comprar una botella de vino tinto, que es «bueno para el corazón». Qué pensamiento tan extraño. ¿Por qué pensaría que los superalimentos y el vino iban a ser mis salvadores?

La idea de utilizar la comida como medicina va cobrando auge, a medida que nos vamos dando cuenta de hasta qué punto contribuye lo que comemos a combatir o a favorecer la enfermedad. ¿Es cierto que un vaso de vino tinto al día contribuye a la buena salud del corazón? ¿Es tan beneficioso el chocolate negro como quizá te gustaría que fuera para poder justificarte? A muchos nos interesa oír una vez más las últimas conclusiones del debate sobre el vino tinto o saber cuál es el último superalimento. Es difícil no creernos la promesa del alimento dietético de moda que será nuestro salvador.

Lo gracioso del caso es que, antes de empezar a buscar superalimentos por los pasillos del supermercado, me habían parecido interesantes las excelencias que se contaban de ciertos alimentos, pero no me podía creer que fueran la panacea que a menudo se anunciaba que eran. Sin embargo, nunca se me ocurrió indagar para ver qué decía la ciencia sobre ellos.

EL VINO TINTO

¿Cuántas veces has levantado la copa de vino tinto y has brindado con la sensación de estar haciendo algo loable? Los medios de comunicación acostumbran a presentar el vino tinto como una bebida recomendable para la salud, sobre todo la del corazón, cuando en general se nos dice que el consumo de alcohol, principalmente en exceso, es algo que deberíamos evitar por el bien de nuestro cuerpo.

El vino tinto es diferente de otros tipos de alcohol. El alcohol que contienen la cerveza, el vino blanco o los licores no tiene muchas propiedades para la salud, menos aún si bebemos «demasiado». Las indicaciones actuales dicen que no deberíamos tomar más de dos vasitos de alcohol al día y nunca más de cuatro de una sola vez. Y un «vasito» es una cantidad mucho menor de lo que quizá imaginas, por lo cual es más fácil de lo que parece rebasar esa cantidad.

Durante muchos años los estudios han demostrado que, aunque tomarse una copa de vino al volver a casa del trabajo o una cerveza en verano en una comida al aire libre sean un auténtico placer, el alcohol no nos beneficia. En realidad, sus efectos dependen de la dosis: cuanto más bebemos, más problemas nos causa. La lista de enfermedades que provoca beber demasiado es extremadamente larga; entre ellas están las enfermedades hepáticas y algunos cánceres. Se han llevado a cabo incontables estudios que han relacionado la cantidad de alcohol ingerida con el riesgo de enfermedad cardiovascular, y lo que se ha visto en la mayoría de los casos es que la gente que más bebe, y la que no bebe nada en absoluto, es la que mayor riesgo tiene de sufrir una cardiopatía. Quienes beben «con moderación» son al parecer los que más protegidos están.

Estos estudios tienen no obstante un par de fallos. En primer lugar, la respuesta que da la gente cuando le preguntamos cuánto bebe no siempre es muy fiable. Tendemos a pensar que deberíamos beber menos, así que decimos que bebemos menos de lo que bebemos en realidad. En segundo lugar, hace poco se dio una explicación interesante sobre por qué los que no beben salían peor parados que los que beben con moderación. Entre la gente que no tomaba ni una gota de alcohol, algunos estudios descubrieron que muchos de los abstemios probablemente habían sido con anterioridad grandes bebedores, lo que significa que quizá ya habían estado expuestos a los riesgos asociados con beber en exceso.

Dejar de beber es magnífico, pero lo que esto ilustra es que la vida es más que una copa de alcohol. La forma de vida y la salud importan a la larga, no solo en este momento; y eso incluye no tener temporadas de beber en exceso entre aquellas en que dejamos de beber completamente. Otros estudios más minuciosos, y no solo observacionales, han sugerido que lo ideal sería que todos redujéramos la cantidad de alcohol que consumimos. Sin embargo, han vuelto a llegar a una conclusión inesperada: el alcohol en pequeñas cantidades puede proteger al corazón.

Los investigadores creen que el alcohol podría modificar los niveles de colesterol HDL, dependiendo de la cantidad que bebamos, y la hipertensión y el consumo de alcohol suelen estar asociados. No obstante, si el consumo de alcohol es reducido, puede relajar los vasos sanguíneos y por consiguiente hacer que descienda la tensión arterial. Por el momento no está muy claro qué mecanismos intervienen para que esto sea así. Una posibilidad interesante está relacionada con una enzima denominada alcohol deshidrogenasa que varía ligeramente de una persona a otra. Algunos tenemos una pequeña variante de esta enzima que ralentiza la forma en que el cuerpo procesa el alcohol y se deshace de él, y que podría también estimular en el hígado la producción de colesterol HDL, que se considera que tiene un efecto protector.

El consumo de alcohol se asocia con una frecuencia cardíaca anómala denominada fibrilación auricular. Con cada bebida alcohólica que ingerimos al día, el riesgo de fibrilación auricular aumenta, probablemente debido a que el alcohol deprime la capacidad de bombeo del corazón y podría perjudicar directamente su sistema eléctrico.

¿En qué se diferencia entonces el vino tinto? O una pregunta todavía más acertada: ¿se diferencia en algo el vino tinto?

Hablemos con claridad: en exceso, el vino tinto es igual de perjudicial que unas cuantas cervezas de más. No es el alcohol contenido en el vino tinto lo que nos reporta beneficios, sino todo lo demás que contiene. A veces se llama «la paradoja francesa» a esta idea de que el vino tinto podría tener un efecto protector. A finales de los años setenta del pasado siglo, un investigador se dio cuenta de que los franceses, a pesar de su dieta relativamente alta en grasas, que incluía abundante queso y mantequilla, tenían una de las tasas de mortalidad por ataque al corazón más bajas del mundo. Otro hallazgo fue que en las regiones de Francia donde se prefería el vino blanco al tinto para tomar con las comidas, las tasas de supervivencia tras un ataque al corazón eran más bajas.

Esta *petit observation intéressant* animó a los investigadores a intentar averiguar por qué el vino tinto tenía suficiente poder como para competir con la mantequilla. Por la misma época en que se descubrió la paradoja francesa, empezó a cobrar impulso la guerra contra las grasas. Parecía extraordinario que el vino tinto fuera tan potente como para anular todos los problemas causados por el enemigo público número uno.

Aproximadamente veinte años después, los experimentos revelaron que incluso una cantidad mínima de vino tinto contenía una sustancia denominada fenol. Los fenoles son un tipo de antioxidante, y hay uno de ellos que se encuentra concretamente en el vino tinto, y es el resveratrol. El resveratrol circula por los vasos sanguíneos y los limpia de radicales libres, esas pequeñas moléculas de oxígeno que todos producimos como efecto secundario de los procesos normales del metabolismo celular. Los radicales libres dañan los tejidos, y por eso el cuerpo hace que los antioxidantes los capturen y neutralicen su efecto. Algunos de esos antioxidantes los fabricamos nosotros, y otros los obtenemos de la dieta. Volviendo a Francia, donde es común utilizar el vino para cocinar y la carne suele marinarse en vino tinto, el efecto de esto es que los antioxidantes destruyen los radicales libres de la carne antes aún de que nos la comamos.

El resveratrol impide la oxidación del colesterol malo, o LDL. Cuando este colesterol se oxida, se anexiona una molécula de oxígeno, que es como armar a esa molécula para que salga y haga estragos. Una molécula de LDL oxidada se adhiere con mucha más facilidad a la pared de los vasos sanguíneos, justo donde puede formar la placa. Si el vino tinto es capaz de impedir que el colesterol LDL se active, tal vez consiga anular en parte su agresividad patógena.

Pero no es esto lo único que el vino tinto puede hacer por nuestra salud. El resveratrol es además capaz de inducir al endotelio (el revestimiento interior de los vasos sanguíneos) a producir óxido nítrico. Ya he hablado anteriormente de él: es un potente vasodilatador, es decir, hace que los vasos sanguíneos se relajen. Así que el vino tinto ayuda al cuerpo a fabricar óxido nítrico, y esto significa que ayuda a que llegue al corazón y a todos los demás órganos un caudaloso flujo de sangre rica en nutrientes. El vino tinto, y en realidad el alcohol en general, pueden contribuir a que la sangre sea más fluida, al atenuar el proceso de coagulación cuando esta no es necesaria. Si eres capaz de imaginar cuánto más fácil es impulsar sangre fluida que sangre espesa a través de un tubo estrecho, podrás hacerte una idea de por qué su acción puede ser útil. En lo que a la corriente sanguínea se refiere, nada es tan importante como que haya un buen flujo, y algunos científicos creen que el vino tinto puede conseguirlo hasta decir basta.

Se cree que tal vez el vino tinto active también otra serie de mecanismos beneficiosos. Es posible que contribuya a que el miocardio conserve su elasticidad, al protegerlo de posibles lesiones e inhibir la acción de unas enzimas llamadas angiotensina-II, que de un modo indirecto aumentan la tensión arterial. Precisamente, es la misma función que cumplen unos medicamentos de uso muy común denominados inhibidores de la enzima convertidora de la angiotensina y que se utilizan para bajar la tensión arterial y prevenir el paro cardíaco. Lo fascinante es que los beneficios del vino tinto no disminuyen aunque se le elimine el alcohol. El secreto por tanto está en la uva que se utiliza para elaborar el vino.

Se estudian en estos momentos los efectos que podría tener el vino tinto para las enfermedades cardiovasculares. Una posibilidad interesante sería extraer las sustancias específicas a las que debe sus propiedades y fabricar con ellas un medicamento con el que tratar o prevenir la enfermedad cardíaca. Es posible, no obstante, que parte de la información reciente no coincida con las conclusiones de investigaciones previas sobre el vino tinto, el alcohol en general y las enfermedades cardíacas. Por el momento, los estudios muestran que el vino tinto puede reportarle grandes beneficios al corazón, pero solo si se consume con moderación. Lo mismo puede decirse de otras bebidas alcohólicas. En bajas dosis, el alcohol es agradable al paladar y probablemente bueno para la salud. En dosis altas, tiene consecuencias muy negativas. No bebas para estar sano; bebe (juiciosamente) porque lo estás.

EL CHOCOLATE NEGRO

No hay duda de que es noticia de primera plana, y da mucho que hablar, cualquier estudio que dé a entender que el chocolate es bueno para la salud. La más leve insinuación cuasicientífica de que el chocolate podría ser saludable es como darnos vía libre para ponernos las botas, y devorar la tableta entera.

La diferencia entre el chocolate negro y el chocolate con leche, más dulce y posiblemente menos saludable, es muy importante. Lo fue para una de mis pacientes. A los cincuenta y dos años llevaba una vida relativamente normal; trabajaba de asistente jurídica en un conocido bufete de abogados, y se pasaba el día entero de pie. Tres años antes le habían diagnosticado diabetes, después de que se quejara a su médico de cabecera de que estaba siempre cansada. La diabetes suele permanecer cierto tiempo oculta antes de que se consiga diagnosticar, y durante ese periodo puede hacer mucho daño. Así ocurrió en el caso de esta paciente. La diabetes y la hipertensión le habían atacado los vasos sanguíneos de las piernas, los ojos y el corazón, y a una edad que según los criterios actuales se considera aún relativamente joven, iba a someterse a una operación a corazón abierto.

Estaba sentada a su lado en la cama cuando me miró fijamente a los ojos y dijo: «La culpa es mía. No me controlo el azúcar, como chocolate todos los días y no me privo de nada». Me quedé perpleja, porque no es frecuente que alguien admita así de categóricamente lo poco que se cuida. Y su actitud fue igual de categórica a la hora de afrontar la enfermedad: como decimos en Australia, escondió la cabeza en el caparazón como hacen las tortugas, no para esconderse, como se suele creer, sino para enfrentarse a la situación. En su caso, para cortar por lo sano y resolver el problema. En la ronda de visitas varios días después de la intervención, me contó orgullosa que había reemplazado el chocolate con leche cuyo dulzor tanto le gustaba por chocolate negro.

El chocolate, a pesar de toda la publicidad favorable que se hace de él, probablemente no tenga los mismos efectos beneficiosos para la salud que la fruta o la verdura. Eso no significa, sin embargo, que no pueda reportarnos algunos beneficios. Como el vino tinto, es rico en antioxidantes, parece ser que concretamente en un grupo de antioxidantes llamado flavonoides. Estos están contenidos en las plantas y, al igual que los del vino tinto, neutralizan los radicales libres e impiden así que causen daños en las células.

El chocolate se fabrica a partir de una planta, el árbol del cacao. Sus granos se muelen, se tuestan y se hace con ellos una pasta, a la que se añaden leche y edulcorantes u otros aromas. Por su origen vegetal, el chocolate contiene esos maravillosos antioxidantes que, como cuando bebemos vino tinto, neutralizan la acción de los radicales libres y hacen que el endotelio produzca ácido nítrico, con lo cual los vasos sanguíneos se relajan y la sangre circula con fluidez. Probablemente aumente asimismo la proporción de colesterol bueno, reduzca la de colesterol malo y contribuya a que el cuerpo tenga una respuesta mucho más efectiva a la insulina.

En teoría, el chocolate reúne todas las características de un verdadero paladín de la salud cardíaca. Muchos estudios epidemiológicos u observacionales han analizado los efectos beneficiosos que tiene para el corazón. Un estudio reveló que en los hombres y mujeres que comían hasta cien gramos de chocolate al día el riesgo cardiovascular era mucho más bajo (por ponerlo en perspectiva, una onza de chocolate pesa alrededor de ocho gramos), y que era además mucho menos probable que murieran de un ataque al corazón. Curiosamente, no se apreció en los resultados una diferencia entre los consumidores de chocolate negro y los de otros tipos de chocolate. No obstante, este elemento no era un objetivo importante del estudio, y el resto de la investigación científica hace pensar que los beneficios del chocolate negro son muy superiores en lo que a la salud cardíaca se refiere.

En otro estudio muy interesante se utilizaron células de vasos sanguíneos humanos, tomadas de cordones umbilicales y desarrolladas en el laboratorio, y se bañaron prácticamente en chocolate. Se aislaron las partes beneficiosas del chocolate, los flavonoides en concreto, y se incubaron en ellos las células de los vasos sanguíneos para comprobar que efectivamente los flavonoides del chocolate negro contribuían a la salud de los vasos sanguíneos. Los datos obtenidos sirvieron para comprender por qué, cuando comían chocolate aquellas personas que sufrían una patología de los vasos sanguíneos, como la enfermedad arterial periférica, la función de estos experimentaba una franca mejoría: los vasos sanguíneos se relajaban, por lo que la sangre llegaba con más facilidad a las zonas del cuerpo donde era necesaria y, al irrigar los músculos hambrientos, los pacientes podían volver a caminar. Quienes tienen obstruidos los vasos sanguíneos de las piernas no suelen ser capaces de andar demasiado, pues los músculos carecen del oxígeno que necesitan. Los estudios dan a entender que el chocolate negro ayuda a reponerse a estos pacientes, en cierta medida, y algo similar ocurre con el corazón. Para tener un corazón sano, es de vital importancia mejorar la circulación de la sangre que llega a él.

He mencionado la inflamación ya en varias ocasiones. Recordemos que la inflamación es la táctica que emplea el cuerpo para luchar contra elementos que considera perjudiciales. Pero cuando se excede, puede ser contraproducente. La inflamación descontrolada activa una cadena de procesos que causan daños al corazón y a los vasos sanguíneos. Se ha visto que el cacao y los flavonoides que contiene son capaces de impedir que las células produzcan unas moléculas inflamatorias, parecidas a hormonas, denominadas citocinas, y es esta acción la que podría impedir también que se produzcan irregularidades del ritmo cardíaco, como la fibrilación auricular, en los consumidores de chocolate.

El chocolate negro y el chocolate con leche tienen muchos componentes en común, como los flavonoides; sin embargo, el primero ofrece varias ventajas con respecto al segundo. Por ejemplo, el chocolate negro presenta una mayor concentración de antioxidantes y, además, es menor su contenido en componentes que podrían anular los efectos favorables de los antioxidantes, como son la grasa saturada y el azúcar.

Como en el caso del vino tinto, no es una probabilidad inminente que vayamos a sacar el bloc de recetas médicas y a prescribir chocolate negro, ni atracarnos de chocolate negro nos da licencia para olvidarnos de todo lo demás que debemos hacer por nuestro corazón, como son el ejercicio y comer frutas y verduras. Pero si comes chocolate, probablemente lo mejor es que sea chocolate negro, o al menos con un 70 % de cacao, para que obtengas sus beneficios además de darte un capricho.

EL CAFÉ Y EL TÉ

Tengo dos observaciones que hacer sobre el café. La primera es que, para mi gusto, huele fatal. Teniendo en cuenta que no tomo ni café ni té, sé que mi opinión no dice demasiado, porque a la mayoría de la gente cafetera que conozco ¡le encanta cómo huele! La segunda es que, en el mundo en el que vivo, al parecer soy la única que no toma café. Esas frases comunes que oigo a muchos a mi alrededor, como «primero, un café», son en realidad una oda a la imposibilidad de empezar el día sin el acostumbrado brebaje que les abra los ojos. Sea como sea, lo cierto es que me cuesta mucho tomarme un café; es un sabor al que nunca me he acostumbrado. Y muy de vez en cuando casi lo lamento, cuando leo algún artículo que asegura que tomar café o té es en realidad «bueno para la salud».

En Estados Unidos, alrededor del 80 % de la población toma café; casi un 60 % de la población adulta, a diario. En Australia, aunque la cultura del café sea un fenómeno moderno, el público se ha vuelto muy selecto y sabe qué tipo de café quiere tomar; hasta el té está de actualidad, y hay tiendas enteras dedicadas a él, en las que se venden muchas más clases de té de las que hubiera parecido posible. Se convierte en un hábito, un sabor y una experiencia.

Como en el caso del chocolate, cuando se publica un estudio sobre los supuestos beneficios del café para la salud, Internet enloquece; la gente se lo toma como un permiso para deleitarse en su vicio favorito. Sin embargo, a lo largo de los años, muchos estudios han llegado a la conclusión contraria en cuanto a los efectos de esta bebida. Algunos han indicado que los consumidores de café tienen mayor riesgo de sufrir enfermedades cardíacas, en concreto los menores de cincuenta y cinco años que tomaban más de cuatro tazas de café al día. Otros estudios llevados a cabo con gran número de participantes han revelado, en cambio, una menor incidencia de cardiopatías entre los consumidores de café. Cabe la posibilidad de que los estudios en los que se concluyó que no era bueno para la salud influyera alguna variante de confusión, como la forma de tomarlo.

Los componentes del café tienen efectos diversos en el corazón y los vasos sanguíneos. Además de la cafeína, el café contiene ácidos fenólicos y potasio. No hay consenso sobre los beneficios que puede reportarnos, pero se cree que posiblemente reduzca la inflamación y aumente la sensibilidad del cuerpo a la insulina; y minimizar la cantidad de sustancias perjudiciales a las que están expuestos el corazón y los vasos sanguíneos supondría un gran beneficio para su salud.

Por otra parte, el café puede contrarrestar directamente la acción de las hormonas que dilatan los vasos sanguíneos y, por tanto, aumentar ligeramente la tensión arterial. También intensifica la influencia del sistema nervioso simpático en el corazón y lo hace latir más rápido; son esos latidos que retumban en el pecho cuando te tomas el segundo café. Curiosamente, sin embargo, si tomas una taza (o más) de café al día, el cuerpo se acostumbra a las reacciones y es capaz de ignorar esos efectos que tienen el potencial de causar problemas. Así, por ejemplo, los consumidores de café habituales no experimentan la misma subida repentina de la tensión arterial que sufren al tomarse un café quienes solo lo hacen muy de vez en cuando.

En cuanto a si el café es bueno o no para la salud, la verdad probablemente esté en un punto intermedio. Considerando en conjunto todos los estudios que se han realizado, la conclusión general es que tomar un poco de café no perjudica al corazón; es posible que incluso sea levemente beneficioso. Ahora bien, no es tan saludable como hacer ejercicio o tener una alimentación equilibrada.

Otro aspecto importante que debes tener en cuenta es cómo te tomas el café: añadirle azúcar no es bueno. Al estudiar a los consumidores de café que han sufrido ataques al corazón, se ha descubierto en ellos una tendencia a añadir grandes cantidades de azúcar a su dieta en general, y al café también. De modo que, para la salud, es probable que el café no sea un problema, y podría incluso ser saludable para el corazón. Eso sí, prescinde del azúcar y tómate la dosis de cafeína al natural.

LOS SUPERALIMENTOS

Me abruman los continuos artículos que detallan las bondades del último superalimento de moda. Al leer titulares como «Los cinco superalimentos que comía Jesús», es difícil no hacer clic sobre el enlace, que me dirige invariablemente al artículo sobre una baya exótica y prohibitiva o algún cereal con un nombre imposible de pronunciar. Por sus promesas de longevidad y salud, los superalimentos se nos venden como la cura para la epidemia cada vez más alarmante de mala salud, individual y social. Intento leer la información sobre ellos con curiosidad científica y cierto escepticismo, pero, como ya he admitido en otro apartado, me sorprendí pensando en posibles superalimentos cuando descubrí que tenía hipertensión.

Superalimento es un término de *marketing*, más que un término científico; en general, se da este nombre a alimentos de alto valor nutricional. La realidad es que cuando se dice que algo es un superalimento, las ventas suben como la espuma. Claro está que su consumo es desproporcionadamente más alto entre los sectores de la población que tienen mayor poder adquisitivo, y no es de extrañar, dado que suelen ser alimentos relativamente caros.

Entre los llamados superalimentos, hay productos básicos que son fáciles de conseguir, como el brócoli y los arándanos, y otros un poco más exóticos, como las bayas de goji, la espelta, la quinoa y la col verde rizada o kale. Generalmente son alimentos de alto contenido en vitaminas, minerales y antioxidantes, lo mismo que el vino tinto y el chocolate negro. Y lo mismo que el vino tinto, producen esos antioxidantes llamados fenoles, entre los que está el resveratrol, y básicamente mantienen la buena salud de los vasos sanguíneos al neutralizar los radicales libres y producir óxido nítrico.

En ciertos superalimentos, los ingredientes activos básicos que les confieren ese estatus de superioridad se encuentran en realidad en mayor abundancia en otros productos. Oímos alabar continuamente las propiedades de la col verde rizada, pero las coles de Bruselas y otras hortalizas de hoja verde son exactamente igual de sanas. La rúcula tiene más nitratos, que ayudan a bajar la tensión arterial, que la remolacha, y el salmón casi el doble de ácidos grasos omega-3, importantes para mantener un perfil saludable de grasa en la sangre, que las semillas de chía. Y son mucho más baratos y fáciles de encontrar.

En teoría, los llamados superalimentos son buenos para la salud. Se trata normalmente de frutas, verduras o cereales de bajo contenido en azúcar y grasas y alto en micronutrientes. La pregunta, no obstante, es: ¿son mejores los superalimentos que las verduras de toda la vida, mucho más baratas y que encontramos sin problema? El quid de la cuestión es que ningún alimento por sí solo, súper o no súper, puede sustituir lo que es una dieta ordinaria. De hecho, la legislación europea mantiene que ningún producto puede clasificarse ni anunciarse como superalimento a menos que puedan demostrarse sus beneficios para la salud. La orden entró en vigor en 2007, lo que significa que fue una disposición increíblemente anticipatoria.

La forma de poner a prueba los superalimentos no es necesariamente aplicable a la vida cotidiana. Sus compuestos beneficiosos para la salud suelen aislarse en el laboratorio y ponerse en contacto con las células para ver cómo responden a ellos. Los resultados se extrapolan luego a la población; es decir, apreciamos algo bueno en un tubo de ensayo y deducimos que puede ser bueno en la vida real. Pero no lo sabemos con seguridad. A diferencia de lo que ocurre con la fruta y la verdura, o incluso con el vino tinto y el chocolate, el consumo de superalimentos no está lo bastante extendido como para poder estudiar a quienes los consumen y ver lo sanos que están o cuántos ataques cardíacos han sufrido, y la posible relación de esto con su dieta superalimenticia. Por consiguiente, no podemos decir que un superalimento sea una verdadera panacea.

La ciencia no respalda el consumo de superalimentos. Ninguno de ellos puede contrarrestar la obesidad, la inactividad o sencillamente los efectos de tener una combinación de genes poco afortunada. ¿Son perjudiciales? Probablemente no. ¿Deberíamos pagar más por ellos? Si te gustan y estás dispuesto a gastar más en la compra del supermercado, adelante. A mí me encanta la quinoa, por su sabor y también por sus propiedades como cereal integral, pero no porque sea un superalimento.

Es posible que la ciencia que estudia estos productos supuestamente excepcionales evolucione con el tiempo, y si se descubre que determinado alimento nos va a ayudar a bajar de peso, va a reducir los ataques cardíacos o nos va a alargar la vida, estupendo. Entretanto, no necesitas consumir superalimentos para estar verdaderamente sano. Hay productos saludables generalmente mucho más baratos y fáciles de encontrar. Pescados como el salmón, la fruta y la verdura de siempre o los cereales integrales normales cuentan con el respaldo de la ciencia pues se ha comprobado que favorecen la salud cardíaca porque ayudan a bajar la tensión arterial, a reducir el colesterol malo, a cultivar una microbiota intestinal sana y a mantener un peso saludable.

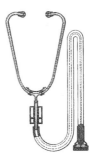

CAPÍTULO 9

LA DEPRESIÓN: ¿PUEDE ESTAR TRISTE EL CORAZÓN?

El dolor mental es menos espectacular que el dolor físico,
pero es más común y también más difícil de soportar. Intentar ocultarlo,
como hacemos con frecuencia, lo empeora. Pero es que es más fácil decir
«me duele una muela» que «tengo roto el corazón».

C. S. Lewis,
escritor, académico y teólogo

Estaba sentada en la consulta, lista para atender al último paciente del día. Había venido a hacerse la revisión reglamentaria, seis semanas después de una intervención de corazón. Me acordaba de él, por supuesto, pero no era un recuerdo demasiado nítido. En mi caso, eso normalmente significa que la operación fue bien, que el paciente se recuperó con facilidad y regresó a su casa. Si no me acuerdo de detalles concretos particularmente destacados, suele ser porque no los hubo, lo cual, tratándose de una intervención de corazón, es buena señal. Ojeé su historial para ver si me refrescaba la memoria, y mientras repasaba sus problemas médicos leí que era fumador; fumaba mucho y le costaba dejarlo. Pensé que debía acordarme de preguntarle cómo lo llevaba.

Pero no hizo falta. Se sentó frente a mí y un fuerte olor a tabaco impregnó el aire. Supe que el despacho olería a humo de tabaco el resto del día. Le pregunté cómo se encontraba, le examiné las heridas e inspeccioné la radiografía de tórax. Todo parecía estar en orden. Hablamos de la medicación que tomaba, y luego hizo un comentario que me despertó el interés: «Llevaba tiempo esperando a que llegara este día. Me paso las horas sentado en casa sin hacer nada».

Le pregunté qué quería decir con que «llevaba tiempo esperando a que llegara este día», y se derrumbó. Me contó que había tenido dos rupturas sentimentales antes de ingresar en el hospital con un ataque cardíaco y someterse a la operación. Durante su estancia en el hospital, su pareja lo había dejado, pero, cuando le dimos el alta, tuvo que pasar por la indignidad de regresar a la casa que compartían hasta que encontrara otro sitio donde vivir, lo cual no le resultaba fácil porque no podía trabajar y la pensión que cobraba apenas cubría el coste del alquiler y la comida. No tenía amigos ni familiares, así que se pasaba el día entero sentado en casa. Los únicos acontecimientos importantes eran ir a psicoterapia y las visitas médicas. Me dolió en el corazón pensar que venir a verme, a mí, a alguien a quien en realidad no conocía, pudiera ser para él todo un acontecimiento.

Le pregunté si creía que estaba deprimido. «Claro que estoy deprimido, ¡cómo no iba a estar deprimido, con todo lo que estoy pasando! Por eso no puedo dejar de fumar, ¿qué otra cosa voy a hacer, si no, con todo el tiempo que tengo?».

La consulta acabó siendo mucho más larga de lo que esperaba, por dos razones. La primera era lo triste que me sentía porque a aquel hombre le pareciera que venir a una cita médica y sentarse en una sala en medio de fríos pasillos de hospital era algo que esperar con anhelo. La segunda era que me preocupaba su estado mental, no solo como ser humano sino también como médica. La depresión es una afección espantosa; cada vez somos más conscientes de lo dañina que es para el cuerpo. Y en particular para el corazón. No soy psiquiatra, pero quería que aquel hombre se pusiera bien de verdad, y tanto su mente como su cuerpo tenían que estar en buenas condiciones para que así fuera.

UNAS NOTAS SOBRE LA DEPRESIÓN

Hablamos de la depresión mucho más de lo que antes se hablaba de ella. Y eso es bueno. La depresión afecta a más de trescientos millones de personas en todo el mundo. Solo en Australia, alrededor de un millón de personas padece depresión, aproximadamente una de cada veinte, y casi la mitad de los australianos sufrirá a lo largo de su vida algún trastorno mental. Las estadísticas son similares en otras partes del mundo: el 6,7 % de los estadounidenses está deprimido y en el Reino Unido lo está una de cada cuatro o de cada seis personas.

La depresión es mucho más que estar un poco triste, y, teniendo esto en cuenta, es fácil entender que pueda afectar al corazón. El individuo que sufre depresión tiene un estado de ánimo muy decaído que dura más de un par de semanas. Además, la depresión causa lo que se denomina anhedonia, es decir, que quienes la sufren dejan de experimentar placer con aquello que solía complacerlos, y está asociada con sentimientos de inutilidad y desprecio hacia uno mismo, culpa y a veces ansiedad, todo lo cual tiene también repercusiones en el cuerpo, que se traducen en alteraciones del apetito, de los niveles de energía y del sueño.

La depresión puede estar provocada por un hecho traumático, como tener un problema de corazón, por ejemplo, pero este no es el único factor que puede precipitarla. Los genes tienen una influencia importante. Algunas estimaciones atribuyen hasta el 30 % del riesgo de depresión directamente a la configuración genética heredada de nuestros padres; el 70 % restante estaría motivado por causas ambientales, en paralelo a nuestra personalidad, edad y forma de afrontar las dificultades y riesgos, y podrían incluirse también el estrés prolongado o un suceso trágico que haya dado un vuelco a nuestra vida. Es importante saber que la depresión es una enfermedad, como lo es un ataque al corazón, enraizada en cambios bioquímicos del cerebro. No significa que seamos irremediablemente incapaces de afrontar la vida; sencillamente, lo mismo que iríamos a que nos atendieran si se nos rompiera algún hueso, lo que corresponde es ir al médico.

Quizá parezca extraño que una cirujana cardiotorácica escriba sobre la depresión; al fin y al cabo, el cerebro está muy lejos del corazón, ¿verdad? La realidad, sin embargo, es que el cerebro y el corazón están más conectados y dependen mucho más el uno del otro de lo que imaginábamos.

Estamos empezando a darnos cuenta del estrés que provoca la depresión en el cuerpo y sobre todo en el corazón. Hace unos años, que un paciente estuviera decaído después de sufrir un infarto de miocardio se habría considerado comprensible; se le habría dado una palmadita en la espalda y una breve exhortación (bienintencionada, en general) a que alegrara un poco la cara. Hoy en día, se reconoce que la depresión supone un grave riesgo, no solo de que alguien sufra una cardiopatía, sino también de que no pueda restablecerse de ella correctamente. La cuestión es que el riesgo de depresión aumenta después de sufrir una diversidad de dolencias físicas, no hablemos ya de una enfermedad grave, y esto acaba creando un círculo vicioso. Pero ¿cómo afecta exactamente la cabeza al corazón? O ¿podría ser al revés: que tener una enfermedad de corazón nos deprima?

¿EL HUEVO O LA GALLINA?

Estar enfermos de gravedad puede ser causa de depresión; es un hecho frecuente en pacientes que han experimentado súbitamente un problema médico. A la vez, como he señalado, en la actualidad se reconoce que la depresión es un factor de riesgo de toda una serie de dolencias, y una de ellas es la enfermedad cardíaca. Se parece al dilema del huevo y la gallina: ¿tengo el corazón enfermo porque estoy deprimido o estoy deprimido porque tengo el corazón enfermo?

Si examináramos a toda la gente que tiene problemas de corazón, y esto incluye las cardiopatías «estables», veríamos que las tasas de depresión son de entre un 31 y un 45 %. Quienes presentan una cardiopatía, como puede ser una angina de pecho, o han sufrido un ataque cardíaco tienen tres veces más probabilidades de deprimirse que el resto de la población. Y el corazón no es el único causante de esto: la tasa de depresión entre los enfermos de cáncer es prácticamente la misma. Es lógico que una enfermedad que pone en peligro nuestra vida o nuestra forma de vida afecte seriamente a nuestra salud mental.

En un estudio en el que participaron noventa y tres mil mujeres, se vio que aquellas que sufrían depresión tenían un 50 % más de probabilidades de desarrollar problemas de corazón que las que no estaban deprimidas. Un dato interesante es que la depresión ha demostrado ser un factor de riesgo cardiovascular incluso sin la presencia de factores de riesgo tradicionales como la hipertensión o la diabetes. En individuos que están por lo demás sanos, la depresión puede bastar para causar daños al corazón y los vasos sanguíneos. Un estudio llegó a revelar que estar deprimido aumentaba el riesgo de sufrir un ataque cardíaco en un 60 %.

La situación se agrava cuando la depresión converge con otros factores de riesgo. Es entonces cuando las cifras empiezan a ser de verdad alarmantes. Quienes han sufrido un ataque al corazón y están deprimidos tienen entre dos y tres veces más probabilidades de sufrir otro ataque al corazón o morir de una cardiopatía que quienes no lo están. Son pacientes que además suelen ingresar en el hospital repetidamente por problemas cardíacos. Da igual si estaban ya deprimidos antes del ataque al corazón o si la depresión ha sido posterior al ataque; ambas situaciones son igual de peligrosas. No obstante, los pacientes a los que el ataque les ha provocado la depresión suelen ser los que más problemas de salud cardíaca acaban sufriendo.

¿Y cómo llega hasta nuestros corazones la densa bruma de la depresión a complicar las cosas? Interviene en ello, una vez más, la inflamación. Podría parecer que la depresión está encerrada en algún sitio del cerebro, pero lo cierto es que provoca que muy diversas células de todo el cuerpo secreten esas sustancias semejantes a hormonas, de las que ya hemos hablado, llamadas citocinas, que favorecen la inflamación y activan el sistema inmunitario. Esto de por sí probablemente pueda perpetuar la depresión, pero además sus efectos dañinos se extienden al resto del organismo. Las personas que están deprimidas suelen experimentar una fatiga aplastante, que se deriva de esas citocinas y de la inflamación general que causan.

Para hacer una demostración científica de que la depresión y la inflamación asociada a ella provocaban problemas cardíacos, se midieron las citocinas relacionadas con la depresión que circulaban en la corriente sanguínea de individuos que sufrían la enfermedad. Luego se estudiaron las citocinas para ver si interferían en la función del corazón y los vasos sanguíneos, y esto es exactamente lo que se descubrió: los altos niveles de citocinas presentes en el estado de depresión son precisamente los mismos que, según se ha visto, lesionan directamente al corazón y crean obstrucciones en los vasos sanguíneos.

Pero incluso sin que exista inflamación en el cuerpo a causa de la depresión, sigue habiendo mucha gente deprimida que acaba sufriendo cardiopatías, lo cual indica que hay más de un factor que vincula la depresión con las enfermedades cardíacas.

La depresión afecta a los vasos sanguíneos, y esto también puede causar daños en el corazón. Debido en parte a la inflamación, pero también a otros factores que no se conocen aún con certeza, el endotelio (el revestimiento interior de los vasos sanguíneos) deja de funcionar debidamente cuando un paciente está deprimido. Como sabemos, es importante que el endotelio esté sano para prevenir la formación de placa arterial que es una de las causas de obstrucción de los vasos. El endotelio normalmente produce óxido nítrico y, en respuesta a él, los vasos sanguíneos se dilatan y permiten que la sangre circule a través de ellos con fluidez. Pero en los pacientes que padecen depresión, los vasos sanguíneos no se relajan con facilidad, ni siquiera en respuesta al óxido nítrico, lo cual no solo obstaculiza el flujo de la sangre, sino que puede hacer que el vaso sanguíneo sea propenso a sufrir lesiones. Y en las paredes de un vaso sanguíneo lesionado puede formarse placa, que entorpece el paso de la sangre e impide que llegue a los tejidos y órganos que la necesitan.

Tal vez hayas oído decir que la aspirina ha hecho descender notablemente la tasa de ataques cardíacos y que se les administra sistemáticamente a quienes sufren un ataque al corazón. Las propiedades salvadoras de la aspirina se derivan de su capacidad para impedir que la sangre se coagule en las arterias enfermas. Imposibilita que unas pequeñas células sanguíneas llamadas plaquetas se aglomeren y se adhieran a las paredes de las arterias coronarias allí donde mayor es la acumulación de placa, lo cual termina provocando un ataque cardíaco. Las hormonas influyen en la actividad de las plaquetas, como en la de prácticamente todas las demás células y órganos del cuerpo, y una importante hormona que interviene en la activación plaquetaria es la serotonina. Quizá te suene el nombre de esta hormona, ya que *serotonina* y *depresión* son dos términos que con frecuencia aparecen juntos, principalmente porque el otro lugar en el que actúa la serotonina es el cerebro. Es un neurotransmisor, es decir, un tipo de molécula que transmite señales entre neuronas y determinadas partes del cerebro y que influye decisivamente en la depresión.

Uno de los aspectos que más me admiran del organismo humano y de la ciencia es que todo esté tan íntimamente interconectado. Se ha observado que en el cuerpo de quienes sufren depresión, y sobre todo en su cerebro, los niveles de ese neurotransmisor químico llamado serotonina son muy bajos, lo cual da lugar a los síntomas principales de la depresión. Cuando a esos pacientes se les administran unos medicamentos denominados inhibidores selectivos de la recaptación de serotonina (ISRS), los niveles de esta hormona ascienden súbitamente en el cerebro y los pacientes se sienten mejor.

Pero, además, se ha observado un efecto muy interesante en las plaquetas, y es que, cuando absorben serotonina, se aglutinan y empiezan a formar coágulos. Posiblemente debido al bajo nivel cerebral de serotonina, los pacientes que están deprimidos pueden tener plaquetas hiperactivas que viajen por todo el cuerpo buscando vasos sanguíneos a cuyas paredes adherirse y en los que crear obstrucciones. Lo que hacen los ISRS es impedir que las plaquetas reabsorban la serotonina, y cuando están desprovistas de ella no tienen la misma facilidad para anexionarse y hacer que la sangre se vuelva mucho más espesa. Tratar la depresión puede tener como efecto secundario, por tanto, servir de tratamiento para las anomalías de la coagulación sanguínea que son causa de ataques al corazón.

Pero esto no es todo. Uno de los medios que tiene el cerebro para comunicarse con el resto del cuerpo son las hormonas, capaces de llegar más lejos que el cerebro y que los nervios, en algunas ocasiones. Se denomina a esto «mecanismo neurohormonal», que es exactamente lo que su nombre indica: una relación entre el cerebro o el sistema nervioso y las hormonas.

Los pacientes que sufren alguna dolencia cardíaca presentan niveles considerablemente altos de adrenalina y de su prima hermana, la noradrenalina, que pueden hacer que el corazón lata más rápido y más fuerte y necesite más oxígeno y elevar además la tensión arterial. Son mecanismos muy útiles si tenemos que escapar de un peligro, pero no si tenemos el corazón enfermo. Para un paciente con insuficiencia cardíaca, unos niveles altos de estas hormonas pueden significar una menor probabilidad de supervivencia. Hay un medicamento que se utiliza para tratar la insuficiencia cardíaca, llamado betabloqueante, que cumple precisamente la función de contrarrestar el esfuerzo innecesario al que pueden someter al corazón la adrenalina y la noradrenalina.

Aquellos que sufren depresión tienen aparentemente un desequilibrio entre los dos sistemas neuronales responsables de secretar estas hormonas. El sistema nervioso simpático es el que provoca la respuesta de lucha o huida, y es además el encargado de estimular la producción y secreción de adrenalina y noradrenalina. A él se opone el sistema nervioso parasimpático, que se encarga de que el cuerpo sea capaz de «descansar y digerir». Y se ha visto que quienes padecen depresión suelen presentar un desequilibrio entre ellos en el cual el sistema nervioso simpático es el que domina con mucho la situación.

Esto suele provocar un fenómeno denominado variabilidad reducida de la frecuencia cardíaca. La variabilidad de la frecuencia o el ritmo cardíacos es la variación entre un latido y otro, y que esa variabilidad se haya reducido indica que el corazón recibe demasiadas señales de «lucha o huida» y no las suficientes de «descanso y digestión». Es preocupante que este mismo fenómeno se observe en personas que sufren del corazón, que tienen insuficiencia cardíaca o que han sufrido un infarto de miocardio, pues el pronóstico no suele ser bueno. Lo más curioso es que cuanto mayor sea la depresión, más reducida es la variabilidad de la frecuencia cardíaca.

LOS CUIDADOS PERSONALES

Volviendo al paciente que llegó a la consulta claramente deprimido, una de las cuestiones que más me preocupaban de él era que siguiera fumando. O lo que es todavía peor, que siguiera fumando porque, según me dijo, no tenía absolutamente nada más con lo que llenar sus días.

En nuestra planta del hospital, aludimos con frecuencia a lo que llamamos la «señal de la barba». Oí hablar de ella por primera vez durante el primer trimestre que pasé como médica residente en la planta de cirugía cardiotorácica. Había un paciente al que se le iba a practicar una operación de corazón, y entró en el quirófano en muy malas condiciones. Lamentablemente, tras la intervención tuvo una convalecencia bastante complicada. Lo tuvimos en planta casi seis semanas para que fuera fortaleciéndose poco a poco, pero no mejoraba nada; estaba tan abatido por todo lo que había salido mal que no era capaz de sacar fuerzas para ir a las sesiones de fisioterapia.

Curiosamente, uno de los médicos experimentados lo vaticinó desde el principio. Recuerdo que me dijo: «Mira, da positivo en la señal de la barba; le va a costar mucho recuperarse». Lo que quería decir era que aquel pobre hombre había perdido la voluntad para ocuparse hasta de los detalles más simples de su cuidado personal, como era afeitarse. Todavía me acuerdo de la mañana que entramos en su habitación y vimos que se había afeitado la variopinta maraña de vello que iba cubriéndole el rostro. Lo celebramos con gran algarabía. Intuitivamente sabíamos que era señal de que había empezado a mejorar, y a medida que su cuerpo se fue recuperando, su mente se recuperó también. Poco después de aquello, se fue a casa.

La depresión nos deja sin energía para hacer nada, y especialmente para cuidarnos. Para recuperarse o tener una vida en condiciones es imprescindible cierto compromiso con una serie de comportamientos. Es necesario tomar la medicación que se nos haya recetado, hacer ejercicio, acudir a las citas médicas y evitar fumar o beber. Además de todos los factores biológicos que anden en juego, la depresión puede ser igualmente un verdadero impedimento y quitarnos las ganas de levantarnos de la cama y hacer todo lo demás que es bueno para nuestra salud.

Un estudio llevado a cabo con pacientes que sufrían alguna cardiopatía examinó no solo la depresión sino también la motivación asociada con la depresión. El ejercicio y la rehabilitación cardíaca son un pilar importante para la recuperación tras cualquier tipo de problema del corazón. Este estudio en concreto vio que los pacientes que estaban deprimidos tenían una motivación muy baja y, consiguientemente, hacían mucho menos ejercicio que los que no lo estaban.

La ansiedad suele coexistir con la depresión y es bastante común entre las personas deprimidas. Se vale de los mismos mecanismos biológicos que la depresión y a los pacientes les crea la misma dificultad para cuidar de sí mismos, pero a esto se añade el riesgo de sufrir un ataque cardíaco, y de tener un segundo ataque después del primero.

CÓMO CURAR EL CORAZÓN Y LA MENTE

La depresión es un hecho común. Si personalmente no hemos experimentado en algún momento lo que es tener el ánimo por los suelos día tras día, probablemente conozcamos a alguien que sí lo haya hecho. Y, por si fuera poco, la depresión se considera hoy en día un importante factor de riesgo cardíaco. La relación que existe entre esta y las cardiopatías es lo bastante fuerte como para que organismos dedicados al estudio del corazón tan prestigiosos como la Asociación Estadounidense del Corazón o el Colegio Estadounidense de Cardiología hayan publicado informes científicos sobre la depresión en revistas de cardiología de la talla de *Circulation*.

Lo mismo que disponemos de medicamentos para la hipertensión y podemos contribuir al tratamiento haciendo ejercicio y dejando de fumar, también disponemos desde hace tiempo de medicamentos y tratamientos para la depresión. Es necesario tratarla, no solo por lo que significa en sí, sino también por las graves consecuencias que tiene para todo el organismo. Lo admirable de tratar la depresión es que cuando la mente responde al tratamiento, también el cuerpo empieza a estar más sano.

LOS ANTIDEPRESIVOS

El Prozac y sus muchos primos hermanos son algunos de los fármacos antidepresivos que con mayor frecuencia se recetan en todo el mundo. Y por un buen motivo. El Prozac pertenece a la clase de medicamentos denominados ISRS (inhibidores selectivos de la recaptación de la serotonina), de los que ya te he hablado. Estos medicamentos han supuesto un avance asombroso en el tratamiento de la depresión, y sin duda han salvado vidas. No son perfectos, pero han ayudado a millones de personas.

Los ISRS tienen un marcado efecto antiinflamatorio. No reducen directamente la inflamación de los vasos sanguíneos y el corazón, pero parece ser que encuentran la manera de bajar los niveles de citocinas y hormonas proinflamatorias que circulan en el torrente sanguíneo. En los ensayos clínicos con sujetos deprimidos, sin embargo, esto no siempre se ha traducido en un descenso de la tasa de cardiopatías, lo cual hace pensar que el beneficio de los antidepresivos para la salud cardíaca posiblemente empiece a manifestarse cuando se toman acompañados de asesoramiento terapéutico y programas de ejercicio. En cualquier caso, probablemente ayuden al paciente a salir del pozo en el que tal vez lo haya sumido la depresión, y de ese modo pueda seguidamente comprometerse de verdad con todos los demás tratamientos importantes que necesite.

No todos los antidepresivos son iguales. Además de los ISRS, que son los más recetados y conocidos, hay muchas otras clases. Dar con el adecuado no es tarea fácil, pues tanto el médico como el paciente intentan encontrar un equilibrio entre sus beneficios y sus efectos secundarios. En el caso de algunos pacientes, la inflamación que padecen y que representa un riesgo de cardiopatía coronaria interfiere además en la efectividad de estos fármacos.

De todos modos, aunque los antidepresivos son y continuarán siendo un medio muy importante para tratar la depresión, no son la panacea. El ejercicio en cambio, *sí* está demostrando ser infalible e inocuo a la hora de tratar muchas enfermedades. Es un tratamiento fundamental para la depresión, capaz de reducir la inflamación y aumentar el nivel de neurotransmisores, u hormonas cerebrales, que elevan el ánimo. Lo maravilloso de hacer ejercicio es que no solo trata la depresión, sino que tiene innegablemente fabulosos efectos para la salud cardíaca.

En un extenso estudio llevado a cabo con personas que padecían insuficiencia cardíaca, un programa de ejercicio consiguió no solo reducir la tasa de ingresos hospitalarios por enfermedad física, sino reducir también la tasa de depresión hasta en un 10 %. En otros estudios, el ejercicio les ha sacado una ligera ventaja a los antidepresivos. Ambos son medios efectivos para tratar la depresión, pero el ejercicio tal vez sea un poco mejor.

Hay numerosas técnicas de asesoramiento o de terapia psicológica formalmente distintas que se utilizan para tratar una diversidad de enfermedades mentales, la depresión entre ellas. Aunque sus efectos en la depresión y las enfermedades cardíacas sea pequeño, de ningún modo son insignificantes o irrelevantes. La terapia y el asesoramiento cumplen una función esencial en el tratamiento de la depresión y ofrecen al paciente recursos psicológicos y estrategias de vida en los que apoyarse en el futuro.

Aunque hasta el momento no se haya demostrado científicamente que hablar de nuestros problemas suponga un beneficio mensurable, sabemos que sufrir a solas en silencio no es bueno en absoluto para la depresión ni para el corazón. Se ha visto en condiciones, edades y situaciones sociales muy diversas que el aislamiento social es un indicador sistemático de problemas de salud. Es frecuente que las personas que se sienten solas presenten altos niveles de hormonas del estrés, como el cortisol, o una tensión arterial elevada, y ambos son trastornos que pueden dañar directamente el corazón. El apoyo social es un factor importante a la hora de afrontar una enfermedad y recuperarnos de ella. ¿Recuerdas al paciente que vino a mi consulta después de la intervención de corazón? No tenía con quién hablar; su relación social se limitaba a las citas médicas.

CÓMO IMPEDIR QUE EL CORAZÓN SEA VÍCTIMA DE LA CABEZA

Son muchos los estudios que investigan actualmente qué efectos tiene la depresión en personas que ya sufren alguna cardiopatía. Lo que sabemos es que la depresión puede favorecer que quienes la padecen acaben desarrollando problemas de corazón. Tanto es así que la depresión, la ansiedad y el aislamiento social empiezan a considerarse factores de riesgo cardiovascular acompañados de otros más tradicionales como la diabetes. Ser consciente de ello es importante, pero no basta; tenemos que tomar medidas preventivas.

Antes que nada, debemos acudir a que se nos hagan pruebas y se determine si estamos deprimidos, y, de ser así, se nos aplique un tratamiento; esto es extremadamente importante no solo para el corazón, sino para todo nuestro organismo. Que el personal médico y de enfermería tenga conocimiento de que alguien es propenso a caer en una depresión puede ser de ayuda para intentar atajar el elevado riesgo que eso supone. El problema que en general plantean los «riesgos» es que, a menos que se nos den pruebas irrefutables de que somos propensos a sufrir una enfermedad o de que ya nos está afectando, no solemos hacer demasiado al respecto. Los seres humanos tenemos una habilidad increíble para ignorar tanto como sea posible lo que no nos interesa oír.

Las enfermedades cardíacas no se presentan, normalmente, de la noche a la mañana. Es un proceso lento y prolongado, y la depresión lo alimenta desde mucho antes de lo que imaginamos. Darnos cuenta de esto cuanto antes nos alentará a cuidar más de nuestra salud cardíaca. Inevitablemente, una mejor salud física tiene como recompensa una mejor salud mental, y perpetuará una buena salud general.

El ejercicio parece ser un factor indiscutiblemente favorable en la prevención y el tratamiento de la depresión, así como de la salud cardíaca. Si algo debemos sacar todos en claro de lo que se ha explicado hasta el momento es que el ejercicio debe encabezar la lista de medidas para cuidar de nuestra salud. Además, deberíamos acompañarlo de una dieta saludable que nos ayude a mantener el peso adecuado y un intestino y un cerebro sanos al reducir el riesgo de obesidad, inflamación, diabetes, depresión y, por último, enfermedades cardiovasculares.

Finalmente, si es cierto que las emociones negativas destruyen la salud, lógicamente las emociones positivas pueden mejorarla. Trata de llevar una vida que te haga estar contento. Pide ayuda si la necesitas y cuida de tu cuerpo. Ser de verdad felices tiene una fuerza increíble; hace que el cerebro predisponga positivamente al cuerpo a tener salud. La depresión, la ansiedad y el aislamiento social no solo nos dificultan el día a día, sino que además nos enferman gravemente. Cuida de tu ser entero y verás cómo las piezas del rompecabezas van encajando todas para que disfrutes de un corazón más sano y más feliz.

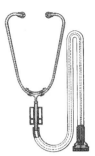

CAPÍTULO 10

CORAZONES SOMNOLIENTOS

Me encanta dormir. Mi vida tiene tendencia
a desmoronarse cuando estoy despierto, ¿sabes?

Ernest Hemingway,
escritor

Hablo sobre el sueño mucho más que la mayoría de la gente, creo yo. Muchas mañanas, cuando hago la ronda de visitas y les pregunto a los pacientes cómo se encuentran, más de la mitad me dice que no ha dormido. Culpan a las camas de hospital o al desfile interminable de máquinas que emiten sonidos a todas horas. Con frecuencia me cuentan que estuvieron un rato dormidos, hasta que la enfermera los despertó para comprobar las señales vitales. Aunque ya sabemos que es necesario hacer esas comprobaciones después de una intervención de cirugía mayor, la frustración ocasionada por una interrupción del sueño es también fácil de entender. A veces la causa son las pesadillas y el insomnio que pueden presentarse tras una operación de importancia, o la visita de pequeños hombrecitos morados por efecto de un analgésico potente. En realidad, las visiones extrañas o las pesadillas por efecto de los analgésicos son bastante comunes entre los pacientes. Un anciano me contaba que, después de una operación de corazón, se había pasado la noche entera despierto hablando con unas criaturitas verdes que estaban sentadas en su cama, porque, en palabras suyas, «¡eran *la leche* de divertidas!».

Sea cual sea la razón de no haber dormido, pocas cosas hay que sean motivo de tantas quejas e inquietud como lo es la falta de sueño. Tiene un efecto perturbador, y nos hace sentirnos todo menos lúcidos y animados; nos convierte en una triste imitación de quienes somos. Suele decirse que dormir puede resolverlo todo, desde una dolencia física hasta los misterios más profundos. ¿Cuántas veces no te habrán dicho que dormir bien te curaría el resfriado, o que tal vez si lo consultabas con la almohada, encontrarías la solución a todos tus problemas? Y el corazón es el más perjudicado cuando el cuerpo sufre las consecuencias de la forma de vida moderna, con su exceso de trabajo, de actividades de ocio o de lo que quiera que te quite el sueño.

Siempre me crea cierta contradicción interna investigar la cuestión del sueño, dado que en mi trabajo ha habido veces en que he estado francamente falta de sueño, cuando ha habido una emergencia médica, pongamos por caso. Con una semana laboral de cien horas, en la que paso en vela días seguidos y el teléfono me despierta a mitad de la noche con llamadas de preocupación, soy muy consciente del sufrimiento que causa en el cuerpo la falta de sueño. (Te aliviará saber que, aunque los cirujanos trabajemos a menudo muchas horas seguidas, numerosos estudios científicos han demostrado que esto no afecta a la forma en que tratamos a nuestros pacientes. Sobre todo cuando alguien nos necesita de verdad, somos capaces de hacer lo que haga falta. De todos modos, ¡intentaré no hacer de ello un hábito!).

Las habitaciones de los hospitales están llenas de pacientes faltos de sueño. En algunos casos es la enfermedad lo que no les deja dormir; en otros, quizá el ambiente poco familiar y la cantidad de máquinas médicas que emiten pitidos. Los más graves, que están en la unidad de cuidados intensivos, suelen desarrollar una clase de privación del sueño particularmente peligrosa que puede conducir al delirio o incluso a la psicosis. La UCI es un lugar muy ajetreado las veinticuatro horas del día, y esto puede confundir el reloj interno de los pacientes hasta el punto de que son incapaces de dormir o se duermen a horas indebidas.

La falta de sueño tiene un efecto muy perjudicial para el corazón convaleciente. Los pacientes que están privados de sueño sienten tal grado de cansancio que experimentan cada molestia y dolor con más agudeza que si estuvieran descansados. Ese dolor agudo les impide recuperarse, porque no se pueden mover y restablecer, y además el dolor activa todo tipo de respuestas al estrés, que afectan al corazón. El monitor nos permite saber si el paciente sufre estrés porque muestra que su corazón late más rápido de lo que debería, y esa no es una condición en la que pueda permitirse estar un corazón enfermo.

El dicho de que el sueño lo arregla todo no se aleja tanto de la verdad. El sueño es reparador, es esencial y es un bien del que, tristemente, hay un déficit en la vida moderna, no solo en la de los cirujanos. La medicina es cada vez más consciente de que la calidad y la cantidad del sueño pueden tener un efecto decisivo en la salud y el bienestar y de que el corazón es particularmente susceptible a los patrones de sueño.

NOCIONES BÁSICAS SOBRE EL SUEÑO

¿Qué sabemos sobre lo que es dormir? Le dedicamos alrededor de una tercera parte de nuestra vida, pero en esencia es un acontecimiento mágico, misterioso, sobre el que nadie sabe demasiado. Parece un suceso breve y estático: nos dormimos, y luego nos despertamos. Sin embargo, pese a ser tan simple en apariencia, dormir tiene una infinidad de matices.

Hay dos tipos diferentes de sueño: el sueño REM y el no REM (o NREM), y para sentirnos renovados y estar sanos, los necesitamos ambos. REM responde a las siglas en inglés de *rapid eye movement*, o movimiento rápido de ojos. Cuando nos quedamos dormidos, al principio entramos en el sueño NREM, que avanza y pasa por varias etapas sucesivas hasta que llegamos al sueño REM. Después, a lo largo de la noche, pasamos cíclicamente de un tipo de sueño al otro, y en una grabación eléctrica de la actividad cerebral puede verse cuándo estamos en cada una de las etapas.

Las ondas eléctricas cerebrales son más rápidas en el sueño REM que en el NREM, pero, pese a que el cerebro esté tan ocupado, el resto del cuerpo no hace absolutamente nada: no tenemos tono muscular, pero los ojos se mueven con rapidez en breves ráfagas. Llega más sangre al cerebro y aumenta la tensión arterial. En esta etapa tienen lugar los sueños, y por eso es tan de agradecer que el cuerpo esté sumido en una especie de parálisis y no sintamos el impulso de materializarlos e intentemos volar, empecemos a bailar o hagamos lo que quiera que estemos soñando que hacemos.

El cerebro es el centro de operaciones durante las sucesivas etapas del sueño y produce cambios en el cuerpo entero mientras dormimos; regula, por ejemplo, la temperatura corporal, que es distinta en las diferentes partes del sueño. No es de extrañar, por tanto, que el corazón y el sistema cardiovascular cambien mucho cuando dormimos. En la mayoría de los casos, son cambios naturales que toleramos sin problema; ahora bien, si hay sistemas corporales que no funcionan debidamente, algunos de los cambios que experimentan el corazón y los pulmones durante el sueño podrían someter al corazón a una presión excesiva.

En el curso de una noche de sueño profundo, la frecuencia cardíaca disminuye, a veces incluso muy por debajo de nuestra frecuencia cardíaca en reposo. De esto sé un poco; no es raro que a las tres de la madrugada me llamen por teléfono un médico o una enfermera asustados porque la frecuencia cardíaca de un paciente ha descendido a treinta pulsaciones por minuto. Este descenso se produce especialmente durante el sueño NREM, mientras que en el sueño REM sube ligeramente y varía mucho más, en respuesta al sistema nervioso simpático y parasimpático.

Durante el sueño NREM, el sistema nervioso parasimpático, que se ocupa del descanso y la digestión, toma las riendas. Envía señales nerviosas que inducen una calma generalizada: disminuyen la frecuencia cardíaca, la tensión arterial e incluso la fuerza con que late el corazón, todo lo cual es muy bueno para la salud cardíaca, pues significa que el corazón deja de trabajar tanto como lo hace habitualmente.

Además del sistema nervioso, tenemos una especie de reloj interno denominado ritmo circadiano. Todo ser vivo tiene el suyo particular, que el cuerpo crea por medio de hormonas y señales nerviosas. Es el ciclo de sueño y vigilia que nos indica cuándo dormir y cuándo despertarnos. Si alguna vez has hecho un viaje de larga distancia en avión, sabrás lo que es el *jet lag*; los cambios horarios considerables rompen precisamente el ritmo circadiano. La luz del sol (o cualquier luz) y nuestras actividades diarias modulan el reloj interno de nuestro organismo. El ritmo circadiano probablemente tenga alguna influencia en cómo se comporta el corazón mientras dormimos.

El despertar, sobre todo si es espontáneo, es en sí mismo un proceso. El sistema simpático, nuestra arma para la lucha o la huida, se va activando gradualmente, y esto hace que la frecuencia cardíaca y la tensión arterial aumenten justo antes de que nos despertemos. El sistema nervioso envía además mensajes a las glándulas suprarrenales mediante los que les ordenan que secreten cortisol, la hormona del estrés. Se cree que ese cortisol vertido al torrente sanguíneo justo antes del despertar equipa al cuerpo para cualquier tensión que tenga que soportar durante el día. Curiosamente, la producción de cortisol previa al momento de despertar es mayor los días laborables que los fines de semana. De todos modos, ese raudal súbito de hormonas, pese a ser necesario, puede someter a cierta tensión a los corazones vulnerables, y es una de las razones por las que es tan elevado el número de personas que sufre un ataque al corazón a primera hora de la mañana.

De un modo natural, a lo largo de nuestra vida, cambian los patrones de sueño. Los recién nacidos no tienen todavía un ritmo regular, y al principio los bebés duermen hasta dieciocho horas al día. A medida que aprenden cuándo es hora de dormir, por las pistas que van captando de las pautas de alimentación y del entorno, y desarrollan un ritmo circadiano, empiezan a dormir con mucha más regularidad.

Los adolescentes duermen más que los adultos, aunque hoy en día pocos llegan a las nueve o diez horas de sueño que necesitan. En la edad adulta, los patrones de sueño siguen evolucionando hasta llegar a la vejez, en que la calidad del sueño tiende a empeorar, lo cual supone un enorme estrés para el cuerpo.

El patrón de sueño de los hombres es muy diferente del de las mujeres. Ellos tienden a acostarse y a levantarse más tarde, mientras que ellas suelen levantarse y acostarse más temprano. A las mujeres, además, les cuesta más que a los hombres quedarse dormidas y se despiertan más durante la noche, lo cual puede interrumpir la acción reparadora del sueño profundo y sobrecargar el corazón.

Tengas la edad que tengas, estés en la etapa de la vida en que estés y sea cual sea tu necesidad particular de sueño, dormir es una parte importante de tu salud física y mental. Tener un sueño reparador que nos haga sentirnos descansados y nos mantenga alerta durante el día es fundamental para la buena salud, especialmente la del corazón. Este necesita repararse y recuperarse tanto como el cerebro, y por eso necesitamos periodos de descanso y de tensión arterial baja para que el corazón y los vasos sanguíneos puedan tomarse un respiro.

Dormir reporta además otros beneficios que pueden mejorar directamente la salud. Dormir bien ayuda a regular el apetito, lo cual a su vez contribuye a que mantengamos un peso equilibrado, y favorece la buena respuesta del cuerpo a la insulina, lo que le permite absorber y almacenar el azúcar y las grasas que podrían causar daños directos al corazón y a los vasos sanguíneos y matar así de hambre a la diabetes.

DORMIR MAL Y LA MALA SALUD CARDÍACA

La enfermedad puede desbaratar el sueño. Cualquier enfermedad, física o mental, trastoca el equilibrio cerebral lo bastante como para afectar a la calidad o la cantidad del sueño. En el caso de mis pacientes, una operación de corazón somete a su cerebro a un estrés tan colosal que es fácil que se pasen prácticamente la noche entera despiertos, con los ojos abiertos de par en par. Siempre les advierto de ello antes de la operación.

Cuando al acabar la carrera hice las prácticas de cirugía cardiotorácica, tuve la suerte de que me tocara un tutor maravilloso. El aprendizaje no terminaba en el quirófano; aquel cirujano me enseñó, además, el valioso arte de saber escuchar a los pacientes y de conseguir su consentimiento para la intervención. Hace muchos años, le oí acordar la operación de corazón de un paciente, un implante de baipás, o derivación arterial coronaria. Escuché al paciente describir el dolor que sentía en el pecho, y luego hablar de su esposa, que sería quien lo cuidaría tras la operación. Mi tutor le dijo a continuación: «Así que es usted veterano de guerra, cuénteme». Se le demudó la expresión al balbucear brevemente algo sobre Vietnam y lo «poco agradable» que había sido. Cuando salimos de la habitación, le pregunté por qué tenía tanto interés en la experiencia militar de aquel hombre, y me explicó que cuando el cerebro está expuesto al estrés de la intervención, a veces recuerda y sueña momentos que hasta entonces intentaba ocultar. El horror presenciado en la guerra es un ejemplo de vivencias que el cerebro tal vez quiera olvidar, pero es posible que el trauma controlado que provoca una intervención quirúrgica nos haga recordarlas.

Y así fue; tras la intervención, el hombre dormía mal. No solo dormía mal, sino que le despertaban repetidamente recuerdos de la guerra y el sufrimiento vivido. La intervención y el estrés al que estuvo sometido su cuerpo durante la recuperación posterior lo hacían dormir mal y tener pesadillas terribles.

La última vez que te encontraste mal, ¿dormías bien? Probablemente no. El desequilibrio de una hormona llamada orexina puede repercutir en el sueño. Cuando se dispara la orexina en el cerebro debido a una enfermedad, dormimos en exceso, no somos capaces de pensar con claridad y perdemos ligeramente la coordinación de brazos y piernas.

La inflamación interviene, una vez más, en la relación entre la enfermedad y la imposibilidad de dormir bien. Hay diversas afecciones que ponen en marcha la producción de hormonas inflamatorias, como el factor de necrosis tumoral (FNT), que puede tener un efecto directo en el cerebro y trastornar el sueño. En los pacientes que acaban de someterse a una intervención de corazón, el FNT es muy alto y puede ocasionar, por tanto, esa imposibilidad para dormir bien sobre la que les advierto a mis pacientes.

Estar enfermos puede trastornarnos el sueño, pero ¿cómo repercuten los trastornos del sueño en nuestra salud? ¿Está en peligro nuestra salud, especialmente la de nuestro corazón, cuando dormimos mal? Por la tendencia que tengo a estar crónicamente falta de sueño, la idea me asusta, como probablemente os asustará a muchos, dado que somos tantos los que dormimos menos y peor de lo debido y estamos siempre agotados.

El Instituto Nacional de la Salud de Estados Unidos estima que entre cincuenta y setenta millones de estadounidenses presentan algún trastorno del sueño o duermen mal habitualmente. Hay quienes no duermen bien a causa de los compromisos de trabajo (o del ocio); hay quienes tienen trastornos médicos, como la apnea del sueño, que les hacen dormir mal, y la ansiedad y la depresión también trastocan los patrones del sueño. En definitiva, estamos cansados, y eso es de lo peor que podemos hacerle al corazón.

LOS RONQUIDOS Y EL SUEÑO ENTRECORTADO

En lo que al sueño se refiere, los peores enemigos del corazón son el insomnio o la imposibilidad para quedarnos dormidos y la apnea, perturbadora del sueño. Ambos se encargan de reducir el tiempo y la calidad del sueño. Empecemos por el insomnio, la simple y dichosa falta de sueño, puesto que somos tantos los que lo sufrimos. El insomnio puede presentarse de diferentes formas. Es posible que sencillamente no durmamos lo suficiente, por la razón que sea; que nos pasemos la noche despertándonos a cada poco, lo que se denomina sueño fragmentado, o, por último, es posible que durmamos un número considerable de horas pero, aun así, nos despertemos cansados y sin energía.

El insomnio es un mal muy extendido; dicen algunos estudios que entre un 30 y un 40 % de la población presenta síntomas de insomnio en algún momento del año. Puede ser resultado de una disfunción física o una enfermedad mental; otras veces, está motivado simplemente por las circunstancias de vida, ya sea el trabajo, un recién nacido en la familia o unos vecinos ruidosos. En todo caso, parece ser más frecuente en la población de edad avanzada y en las mujeres.

Son numerosos los estudios que han examinado el ritmo cardíaco durante el sueño y han comparado el de las personas que sufren insomnio con el de las que no. Una y otra vez, han revelado una frecuencia cardíaca más elevada durante el sueño en aquellas que sufren insomnio, lo cual se cree que está provocado por el sistema que regula las hormonas del estrés, el eje hipotálamo pituitario adrenal. Se trata de un complejo conjunto de interrelaciones y señalizaciones entre el cerebro, la glándula pituitaria (situada en la base del cerebro) y las glándulas suprarrenales (situadas encima de los riñones). Este sistema vital se pone en marcha cuando el cerebro informa a la glándula pituitaria de que estamos estresados, y esta a su vez ordena a las glándulas suprarrenales que secreten cortisol. Ya he hablado varias veces de esta hormona del estrés; es útil cuando estamos seriamente estresados, pero, a la larga, puede descontrolarse y causar graves problemas al corazón.

Estudiar el insomnio no es tarea sencilla, y normalmente se toman como base las respuestas de los sujetos a un cuestionario. El problema de esta clase de estudios es que los resultados pueden no ser fiables, ya que a ninguno nos resulta fácil recordar detalles precisos sobre el periodo de sueño. Esto ha planteado la pregunta de si la relación que han establecido algunos estudios entre el hecho de dormir mal y la hipertensión es tan concluyente como se creía. No obstante, otros estudios más extensos en los que se han empleado modelos matemáticos y métodos más sofisticados han descubierto que los individuos que padecen insomnio tienen casi el doble de probabilidades de sufrir hipertensión que los que duermen bien. Los culpables de ello son el eje hipotálamo pituitario adrenal y el cortisol. La falta de sueño estresa al cerebro y al resto del cuerpo, lo que se traduce en una secreción de cortisol, y como consecuencia aumenta la tensión arterial.

Cuando se examinó a personas que o no dormían lo suficiente por la noche o tenían dificultad para quedarse dormidas, se vio en algunos estudios que el riesgo de cardiopatía casi se triplicaba. La realidad probablemente no sea tan alarmante; sin embargo, bastan un cálculo simple y una extrapolación para concluir que la falta de sueño (de calidad u horas de sueño) perjudica en alguna medida la salud del corazón.

¿Y qué ocurre si dormimos bien la mayor parte del tiempo pero de cuando en cuando tenemos una seria falta de sueño, como por ejemplo cuando me pasé un par de días sin dormir porque tuve que hacer una intervención de urgencia? Una seria privación o restricción del sueño nos hace sentirnos muy mal. He perdido la cuenta de la cantidad de veces que he estado tan falta de sueño como para entender por qué se usaba como método de tortura. Si alguna vez has estado así de cansado, sabrás la enorme repercusión que tiene en el cuerpo: nos duelen los músculos y no hay forma de hacer desaparecer el dolor de cabeza. Al cerebro no le gusta nada la privación de sueño; se queda confundido y descoordinado, hasta el punto de que ponernos al volante después de llevar dieciséis horas despiertos equivale a conducir con un 0,08 de alcohol en sangre, es decir, por encima del límite legal en algunos países.

Todos los estudios coinciden en que la privación de sueño no es buena para el corazón. Los metaanálisis son un tipo de estudio científico en el que se reúnen todos los datos obtenidos en numerosos estudios distintos e independientes con el propósito de afirmar los elementos inequívocos y minimizar los que carecen de solidez. El metaanálisis de las cardiopatías y la privación de sueño revela que esta tiene al parecer una correlación con las enfermedades cardíacas, así como con la propensión a desarrollar comportamientos de riesgo, por ejemplo comer más o moverse menos, que a su vez aumentan las probabilidades de desarrollar diabetes, obesidad o hipertensión.

Un estudio llevado a cabo con varias mujeres finlandesas observó lo que sucedía después de que hubieran estado cuarenta horas sin dormir. Las participantes estaban conectadas a unos monitores que permitían determinar lo profundamente o no que dormían y el comportamiento de sus corazones. El estudio mostró que, sobre todo las mujeres que habían pasado la menopausia, tenían una variabilidad del ritmo cardíaco reducida, lo cual indicaba una sobreactivación del sistema nervioso autónomo, que obligaba al corazón a esforzarse más de lo debido. Cuando esto ocurre, con el tiempo el corazón empezará a dar más muestras de desgaste de lo que sería normal, debido al trabajo adicional al que ha estado sometido, lo que se traduce en una cardiopatía.

Aparte de estos cambios específicos de la frecuencia cardíaca, es bien sabido que los trastornos del sueño repercuten en diversos precursores de las enfermedades cardíacas. La incidencia de la diabetes en personas que duermen mal es alrededor de un 30 % más alta. La falta de sueño puede incluso provocar un estado prediabético; el cuerpo no es capaz de responder debidamente a la insulina, y el azúcar se queda en la corriente sanguínea y va dañando los tejidos, entre ellos los del corazón y los vasos sanguíneos. A continuación, tiende a subir la tensión arterial, una media de unos 13 mmHg, lo que posiblemente provoque hipertensión, y esta, como ya hemos visto, es un importante factor de estrés para los vasos sanguíneos y el corazón.

Somos muchos los que nos pasamos el día corriendo exhaustos de un lado a otro. Los datos que acabo de dar me asustan bastante porque soy una de esas víctimas del cansancio. Ahora bien, hay otro grupo de personas que no solo están cansadas, sino que sufren una auténtica enfermedad del sueño, y el riesgo de que sus corazones sufran las consecuencias es altísimo.

La apnea del sueño es un problema relacionado con cómo respiramos cuando estamos dormidos. Es bastante frecuente; lo experimenta entre un 10 y un 15 % de la población. *Apnea* es el término médico con que se designa la falta o suspensión de la respiración. El cuerpo es demasiado perspicaz como para pasarlo por alto; pero como en ese momento estamos dormidos, la mejor forma, y posiblemente la única, que tiene el cerebro de hacernos volver a respirar es despertándonos. No del todo, pero lo suficiente para hacernos respirar de nuevo, y lo suficiente también para interferir en la calidad del sueño.

Se diagnostica cuando se producen en una hora más de cinco de estos pequeños episodios en los que se interrumpe la respiración, lo que significa despertarse, al menos en parte, cinco veces cada hora aproximadamente. Está asociado a menudo con personas que roncan, ya que la misma anatomía del cuello que provoca los ronquidos puede cerrar también las vías respiratorias altas y producir apnea. Es más frecuente en casos de sobrepeso, pues inevitablemente, cuando engordamos, una parte de ese peso se deposita en los delicados tejidos del cuello. Hay casos, sin embargo, en los cuales es la forma en que están constituidas las vías respiratorias lo que las hace proclives a cerrarse.

Los efectos de la apnea en el corazón empiezan por ese problema respiratorio. El organismo percibe la falta de respiración como un peligro muy grave, y todos los sistemas de alarma se disparan para neutralizarla. El sistema nervioso parasimpático (que activa la reacción de lucha o huida) eleva la tensión arterial, activa la secreción de hormonas que en realidad no necesitamos y le transmite al cuerpo el mensaje de que esa elevada tensión arterial es lo conveniente para la situación. Pero ninguno de estos procesos es lo que el corazón necesita. El aspecto determinante es que la interrupción de la respiración hace que la tensión suba hasta un nivel que, según muchos estudios, le impone al corazón un esfuerzo excesivo. Con el tiempo, esto da lugar a la formación de placa arterial, a un peligroso endurecimiento y agrandamiento del miocardio e incluso a alteraciones de la frecuencia cardíaca, que en algunos casos pueden ser mortales.

El tratamiento para la apnea del sueño consiste en general en abrir las vías respiratorias mediante un dispositivo de presión positiva continua llamado CPAP, por sus siglas en inglés. La persona duerme con una mascarilla bien ajustada, a la cara o a la nariz, de la que sale un tubo que recuerda a una trompa de elefante y que dirige aire a la nariz, la boca y la garganta para que haya presión suficiente en las vías respiratorias para impedir que se paralicen. Estos dispositivos supusieron un antes y un después en el tratamiento de la apnea del sueño. Si te dieras una vuelta por la planta del hospital en la que trabajo, verías normalmente unos cuantos dispositivos CPAP que utilizan mis pacientes. Emplearlos reduce las tasas de cardiopatía e hipertensión y, a nivel celular, favorece además la salud de los vasos sanguíneos e incluso reduce el grado de inflamación corporal.

Otro modo muy efectivo de tratar la apnea del sueño es bajar de peso; se trata de una manera de tratarla mucho más barata y sencilla, y que tiene además numerosos beneficios para la salud.

¿LE AYUDA AL CORAZÓN QUE INTENTEMOS RECUPERAR EL SUEÑO PERDIDO?

Volviendo al mundo laboral, a veces enloquecido, en el que paso mis días, recuerdo un fin de semana en que estuve casi setenta y dos horas seguidas operando y visitando a mis pacientes. Calculo que no dormí más de unas tres horas por noche. Así que el primer día que libré, dormí mucho. Sin duda me sentí físicamente mejor y me desapareció el dolor de cabeza tan terrible que tenía, pero ¿le sirvió de algo a mi corazón?

Los estudios han demostrado que no se puede hacer acopio de sueño. Es decir, aunque hubiera sabido que me esperaban unos días de mucho trabajo, no habría podido dormir más con antelación para subsanar los efectos de la inminente privación de sueño. La respuesta a la pregunta de si es posible recuperar el sueño perdido es que, al parecer, lo que de verdad importa es dormir con regularidad. Estar cansados, por un exceso de trabajo o de actividades de ocio, e intentar recuperar la falta de sueño durante el fin de semana sigue estando asociado con un mayor riesgo cardíaco. ¿La mejor solución? Dormir bien con regularidad, recuperar sistemáticamente lo antes posible las horas de sueño perdidas y ser conscientes a diario de la importancia que tiene dormir lo necesario.

DORMIR PARA PROTEGER EL CORAZÓN

Sabiendo que intentar recuperar las horas de sueño perdidas no nos reporta los mismos beneficios que dormir la noche entera de un tirón, ¿qué más nos dice la ciencia al respecto? Las investigaciones coinciden principalmente en que la cantidad óptima de horas de sueño nocturno es de unas ocho. Los adolescentes y las personas de edad avanzada necesitan dormir más, y algunos somos capaces de funcionar y estar sanos durmiendo menos.

Aunque es posible tener insomnio sin que esté provocado por ningún otro problema de salud, física, emocional o social, vale la pena que consultes al médico si tienes dificultades para dormir. Entre los trastornos de los que podría ser síntoma están la depresión y la ansiedad, problemas de pulmón o corazón (efectivamente, se retroalimentan), diabetes o alguna afección lo bastante fuerte para que te despierte y te pases la noche en blanco (la artritis, por ejemplo, podría ser tan dolorosa que te despierte habitualmente).

Hay un proceso denominado «higiene del sueño» que nos ayuda a dormir el número de horas que necesitamos. A pesar de lo que su nombre puede dar a entender, no consiste en dormir en un espacio limpio, inmaculado, sino en conseguir un sueño «limpio». Hay ciertos detalles que podemos cuidar para mejorar la calidad del sueño y dormir profundamente, que son importantes sobre todo si tienes tendencia a dormir mal.

Dormir a diario el mismo número de horas nos hace sentirnos descansados y despertarnos aproximadamente a la misma hora todos los días ayuda al cuerpo a establecer el reloj corporal o ritmo circadiano. Si te ocurre como a mí, y acabas tumbado en la cama mirando al techo y esforzándote por quedarte dormido, levántate y haz algo que te relaje. Los estudios han demostrado que estar despiertos en la cama, ansiosos por que nos llegue el sueño, durante más de veinte minutos disminuye aún más las probabilidades de que nos durmamos. Para reducir las probabilidades de que el insomnio haga su aparición, vete a la cama cuando de verdad tengas sueño.

A la hora de dormir, el entorno es también muy importante; pueden afectarnos factores como la oscuridad, el ruido y la temperatura. La oscuridad provoca una secreción de melatonina, que es el somnífero natural que utiliza el cuerpo, luego mantener la habitación a oscuras ayuda a que el reloj corporal cumpla su función. Quizá no te sorprenda lo que voy a decir, pero las pantallas emisoras de luz azul, del ordenador o del teléfono móvil, con las que estamos tan obsesionados pueden ser un gran impedimento para que nos llegue el sueño. La realidad es que su luz confunde a nuestro reloj natural y hace que el cerebro piense que debería estar despierto.

El ejercicio es también una parte importante de la higiene del sueño, y deberíamos hacerlo preferiblemente cuatro horas, al menos, antes de irnos a dormir. Esto no siempre es posible, y lo cierto es que cualquier forma de ejercicio, a la hora que puedas hacerlo, ayuda a que todos los procesos metabólicos del cuerpo se desarrollen con normalidad. Incluso a nivel celular, cuando en el organismo todo funciona bien, la consecuencia natural es que dormimos bien.

Tomar todas estas medidas sienta de maravilla, pero ¿qué hay de aquellos que, como yo, tienen que estar despiertos muchas horas seguidas? ¿O de aquellos que trabajan a turnos o acaban de ser madres o padres? Tal vez sean las circunstancias que mayor obstáculo suponen a la hora de darle al sueño la importancia que tiene, pero dormir bien debería considerarse una medida de salud pública. El ejército de Estados Unidos se ha tomado la cuestión muy en serio, pues entiende que dormir bien es una especie de «arma secreta» que contribuye al buen rendimiento de los soldados y a su buena salud física y mental. Cuida de que los soldados dispongan del tiempo y el lugar apropiados para dormir lo necesario, pues el resultado es que cumplen mucho mejor sus funciones. Lo mismo en el trabajo que en casa, necesitamos incorporar a nuestra cultura turnos de trabajo que nos dejen tiempo suficiente para descansar, o esos ratos de tranquilidad que tanto necesitan quienes acaban de tener un bebé y que tradicionalmente han brindado los familiares o los amigos. Dormir es importantísimo.

Modificar y mejorar los modelos laborales a fin de que todos dispongamos del tiempo adecuado para descansar después de un largo día de trabajo es importante no solo para las empresas, sino también para la salud de la sociedad. ¿Puedes establecer que en tu negocio no se trabajen horas extraordinarias? ¿O quizá estipular estrictamente la hora en que finaliza la jornada laboral, a menos que se dé un caso de verdadera urgencia? Tal vez la toma de conciencia y la cooperación generales sean decisivas para que todos tengamos un corazón más sano y feliz.

El bienestar de los empleados no es simplemente algo a lo que aspirar en el lugar de trabajo porque sea un rasgo muy humano cuidarnos entre nosotros. Entiéndeme, lo es, sin ninguna duda, y debería ser razón suficiente. Pero, además, los empleados que están descansados, contentos y sanos suelen enfermar y ausentarse del trabajo menos a menudo y ser más productivos, lo cual a su vez revierte favorablemente en la eficacia y la prosperidad de nuestras empresas.

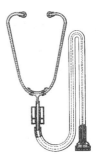

CAPÍTULO 11

EL CORAZÓN:
¿UN ASUNTO DE FAMILIA?

Tu constitución genética no es tu destino.

George M. Church,
genetista e ingeniero molecular

«Supongo que lo llevo escrito en los genes», fue la explicación que se le ocurrió a George. Tenía solo cincuenta y cinco años pero había sufrido un grave ataque al corazón aquella mañana. La cardiopatía que padecía había empeorado tanto que, en cierto modo, podía sentirse afortunado de estar allí hablando conmigo sobre la operación a corazón abierto. Cuando le pregunté a qué se refería con lo de los genes, me contó el caso de cada uno de sus hermanos: a los tres se les habían practicado injertos de derivación arterial coronaria. A uno de ellos, tres injertos; a otro, cinco, y al último, otros tres.

Mientras hablábamos, entraron en fila sus hermanos, y los tres exclamaron que llevaban años esperando que ocurriera. Reprendieron a George por no haber dejado de fumar. «Disculpe,

¿quiere decir que, teniendo tres hermanos con problemas de corazón y que han pasado los tres por el quirófano, sigue usted fumando?», le pregunté. Con expresión un poco avergonzada, me habló de la cantidad de veces que había intentando dejarlo, pero en vano. No me hizo falta reprenderlo, de eso ya se encargaron sus hermanos.

George tenía razón en parte; que sus tres hermanos (y también su padre) hubieran sufrido infartos de miocardio a edad relativamente temprana significaba que su constitución genética no era la más favorable para tener un corazón sano. Se dice que no podemos elegir a nuestros padres, y tal vez lo que ha alentado ese dicho sea precisamente el material genético que recibimos y que preferiríamos no tener. Yo he heredado la miopía de mi madre y la hipertensión de mi padre. Los dos te dirían que he heredado su inteligencia, a lo que yo respondo que ¡ha sido estudiar mucho lo que me ha traído hasta aquí!

Vemos con frecuencia una manifestación reiterada de casos de determinada enfermedad en una familia, lo que se denomina «agregación familiar», y los organismos de la salud insisten en la importancia de saber qué enfermedades «nos vienen de familia»; es una forma de saber a qué podríamos tener que enfrentarnos. Si una mujer se ha descubierto un bulto en el pecho y nos cuenta que su madre tuvo cáncer de mama, le damos prioridad al caso y procuramos hacer un diagnóstico lo antes posible. Como sé que tengo antecedentes familiares de hipertensión y cardiopatía, me hice un examen médico antes, posiblemente, que si no lo hubiera sabido.

Tener antecedentes familiares de problemas cardíacos es una señal de alerta para los médicos. Cuando alguien nos dice que su madre o su padre sufrió un infarto de miocardio o tiene insuficiencia cardíaca, automáticamente pensamos que cualquiera que sea la dolencia de ese paciente podría estar relacionada con el corazón, especialmente si la enfermedad se presentó a edad temprana. Parte de esta influencia proviene de los genes, de lo que hemos heredado. Otra parte viene de que, como familia, normalmente nos alimentamos de forma parecida o tenemos un grado de actividad similar, es decir, de la influencia ambiental. En cualquier caso, por muy mala genética que tengas, las investigaciones muestran que un estilo de vida saludable reduce casi a la mitad las probabilidades de que sufras problemas de corazón.

¿QUÉ SON LOS GENES?

Demos un paso atrás y hablemos un poco de lo que son los genes. A menudo oímos que en los medios de comunicación se mencionan como causa de una enfermedad o en relación con un posible tratamiento. La mayoría sabemos que son algo que heredamos de nuestros padres, y algunos estamos al corriente de que tienen que ver con el ADN. Pero ¿qué es un gen y cómo hace que se manifieste una enfermedad?

El ADN, o ácido desoxirribonucleico, es nuestro componente más esencial. Está formado por cuatro compuestos distintos denominados **nucleótidos** que viajan siempre por pares. El modo en que estos pares se organizan en una secuencia forma un código que da instrucciones a las células sobre qué deben ser, cómo desarrollarse y qué productos manufacturar. Un gen es una región de ADN que unida especificará, atendiendo a su código, un determinado proceso o estructura de nuestro cuerpo.

Todos tenemos dos copias de cada gen individual, aunque no son idénticas. Antes de nacer, heredamos la mitad de nuestros genes de nuestro padre y la otra mitad de nuestra madre, y por eso ninguna pareja de genes es necesariamente igual. En cierto sentido, es la forma que tiene la naturaleza de asegurarse de que algunos raros genes recesivos, que podrían codificar y expresar una enfermedad, no siempre se repliquen en toda la población.

Estas variaciones menores son una especie de mutación que tiene lugar después de años de intercambiar genes entre nosotros, aunque también puede ocurrir por sorpresa, cuando una pequeña fracción del código cambia espontáneamente. Muchas de las características que tenemos en común han aparecido por un proceso de selección natural, que hizo que quienes tenían los genes más útiles sobrevivieran durante muchos años para transmitir los llamados «genes buenos».

Los genes nos codifican. Son el plan maestro, desde el momento en que empezamos a formarnos hasta el final de nuestra vida. Pueden activarse o desactivarse, dependiendo de si en determinado momento son necesarios o no. Especifican el desarrollo de los brazos y las piernas cuando estamos creciendo y le dicen a la piel cuánta melanina debe producir cuando estamos al sol. Son la esencia de cómo funciona todo en nuestro interior.

LOS GENES Y LA ENFERMEDAD

En lo que a las enfermedades se refiere, los genes pueden ser los responsables directos. Así ocurre cuando un gen tiene instrucciones para crear, por ejemplo, un riñón como es habitual pero, por un error de código, se olvida de crear dos. Otra manera que tienen los genes de causar enfermedades es exponiéndonos a peligros potenciales. Es decir, si nuestros genes dicen, por ejemplo, que la hipertensión no es un problema, nuestro cuerpo no tomará medidas para reducirla.

La genética es un campo de estudio muy complejo y todavía nos queda mucho por descubrir. El Proyecto del Genoma Humano se propuso descifrar el código de un genoma humano completo, el mapa de todos los códigos de ADN de un cuerpo. Tras quince años de estudio, en 2003 se logró secuenciar el 99 % del genoma humano, y se tomó como base para seguir investigando nuestros genes.

Descifrar el orden del código no fue tarea fácil, pero averiguar si ese orden causa o incluso previene una enfermedad es un proyecto todavía de mayor magnitud. Hay investigadores en el mundo entero que utilizan técnicas diversas, entre ellas la modificación del ADN de ciertos animales, para ver lo que ocurre. Un largo y laborioso proceso de investigación nos ha permitido identificar genes concretos, y hoy en día, si cierto gen está presente, sabemos exactamente cuál es su función.

Pero todo vuelve a ser inmensamente complejo a partir de aquí. El mero hecho de que alguien tenga un gen que propicie, por ejemplo, las enfermedades cardíacas no significa necesariamente que vaya a sufrirlas. Primero, porque no todo gen está activo, y segundo, porque ese gen podría estar supeditado a un gen más fuerte, llamado gen **dominante**. Ese gen que no puede manifestarse en presencia del gen dominante se denomina **recesivo**. Este tipo de herencia de un solo gen se ha estudiado detalladamente, y suele asociarse con enfermedades raras.

Otra razón genética es que, en el caso de algunas enfermedades (entre ellas las cardiopatías), intervienen múltiples genes, algunos de los cuales están aún por descubrir. Para que alguien desarrolle una enfermedad, debe estar activado un número crítico de genes. Por otro lado, las interacciones genéticas que acaban expresándose en una cardiopatía afectan al corazón no solo de un modo directo, sino que pueden afectar a cómo actúa el cuerpo frente al colesterol o a la propensión a engordar.

Algo importante que no debemos olvidar es que los genes no siempre se traducen en enfermedades. El medio —la nutrición, la educación o si fumamos o no— puede influir en que un gen tenga mayor o menor propensión a activarse; o puede ser de por sí causa de enfermedad, independientemente de que estemos o no genéticamente predispuestos a ella. Como veremos, las cardiopatías entran en esta categoría.

Personalmente, en lo que respecta a los genes, he llegado a la siguiente conclusión: no sabes con seguridad qué genes has heredado de tus padres, así que ponte en lo peor y cuídate de verdad. Nunca se sabe, es posible que así consigas mantener desactivados los «malos genes».

LA GENÉTICA DE LA ENFERMEDAD CORONARIA

Una de las mayores dificultades que plantean las enfermedades cardíacas es la cantidad de factores que contribuyen a ellas por provocar obstrucciones en las arterias coronarias. Imagínalo como un proceso de varios pasos o alteraciones génicas (*multihit*): las arterias se ven afectadas por todo tipo de circunstancias ambientales, como el tabaco, la hipertensión o un nivel alto de colesterol. La respuesta parte de los genes, que le indican al cuerpo lo resistentes, o no, que son a esas agresiones. Y hay muchas formas de predisposición genética a los factores de riesgo cardíaco.

La complejidad del tema no ha disuadido a la ciencia de intentar descubrir los lazos genéticos de la enfermedad cardíaca. Desde 2007, se han identificado en los genes unos cincuenta puntos distintos que se cree que están asociados con las enfermedades del corazón. Algunos estudios han identificado hasta cien. El riesgo es continuo; cuantos más genes de este tipo porte un individuo, mayor será su riesgo de desarrollar la enfermedad arterial coronaria.

Se encontraron indicios de la posible intervención de los genes en su desarrollo al estudiar los datos epidemiológicos obtenidos durante años; es decir, se examinó a un gran número de pacientes que sufrían una cardiopatía y se investigó quiénes de ellos tenían antecedentes familiares de la enfermedad, lo que permitió determinar hasta qué punto les habían jugado sus genes una mala pasada. Se estimó que entre un 40 y un 60 % de la susceptibilidad a desarrollar enfermedades cardiovasculares era hereditaria. Un extenso estudio llamado INTERHEART concluyó que si un miembro de nuestra familia sufre una enfermedad cardíaca, tenemos un 50 % más de probabilidades de sufrirla nosotros también.

Cuando se comprendió el papel del ADN, se empezaron a buscar los genes responsables de las enfermedades cardiovasculares. Y era mucho lo que había por encontrar. Los investigadores examinaron a cantidades ingentes de personas que padecían del corazón, tomaron muestras de su ADN e intentaron descubrir el código que constituía cada uno de los genes responsables. Lo que hallaron fue toda una serie de genes que parecían estar asociados con las enfermedades del corazón, ya que no toda enfermedad está determinada por un solo gen.

Muchos tenemos en los genes una predisposición a desarrollar diversas patologías. De hecho, la mitad de las variantes genéticas que aumentan el riesgo de sufrir un ataque cardíaco o una angina de pecho están presentes en la mitad de la población. Eso significa que al menos la mitad de nosotros tenemos una significativa carga genética que nos predispone a sufrir del corazón.

Pero esos genes no tienen individualmente el poder de causar la enfermedad. Pueden aumentar el riesgo de padecerla en un 18 %, por término medio; algunos genes lo aumentan en solo un 2 % y otros, hasta en un 90 %. Muchos de los genes que contribuyen a la aparición de enfermedades cardiovasculares tienen control sobre otros genes, es decir, determinan que estén activos o no. Así, un gen influyente puede dar instrucciones a las células de que fabriquen una cantidad excesiva o insuficiente de determinado producto. Una forma hereditaria de colesterol alto es un buen ejemplo de esto.

Como sabemos, son muchos los trastornos que contribuyen al desarrollo de las cardiopatías. En los estudios genéticos se ha visto con alarmante claridad que hasta treinta y cinco de los cincuenta genes que se sabe que crean una propensión a sufrir problemas cardíacos producen alteraciones en los factores de riesgo. Se trata de genes que determinan el control del colesterol, la tensión arterial, la diabetes o partes del sistema inmunitario que afectan a las arterias coronarias. Algunos actúan directamente sobre las paredes de los vasos sanguíneos y provocan en ellas anomalías que los predisponen a desarrollar placas de ateroma.

No todos los genes anómalos son iguales. Un gen denominado 9p21 parece ser particularmente dañino (su nombre hace referencia a la posición en que lo encontramos, y hay otros genes que tienen nombres mucho más sofisticados). Cuando este gen es anómalo, debilita o daña los vasos sanguíneos y estimula la formación de placa en su interior. Cuanto más anómalo es este gen, más grave es la enfermedad cardíaca.

Otra asociación genética interesante es la que se aprecia en los grupos sanguíneos. En la secuencia de codificación que determina nuestro grupo sanguíneo (A, B, AB o 0), hay una parte del código que influye en la viscosidad de la sangre. La tendencia de la sangre a coagularse es un problema que contribuye a que se produzca un ataque cardíaco, ya que al adherirse a la placa arterial, provoca un corte súbito del suministro de sangre al miocardio.

Algunos estudios han descubierto que el cuerpo de las personas con grupo sanguíneo A o B fabrica una pequeña molécula que se une a otra denominada factor Von Willebrand. Este es un importante factor que interviene en la coagulación de la sangre, y que normalmente, una vez cumplida su función, se degrada rápidamente. Pero la proteína que fabrican los tipos de sangre A y B hace que este factor se quede merodeando más tiempo del debido, confiera a la sangre mayor viscosidad y favorezca por tanto su coagulación sobre la posible placa arterial. Esto no significa que vayas a sufrir un infarto de miocardio por tener sangre del grupo A o B; simplemente podría aumentar, aunque solo fuera ligeramente, el riesgo de que desarrolles una enfermedad cardíaca.

Un estudio que podría clasificarse entre los realizados sobre «asociaciones extrañas» descubrió que la baja estatura podía estar relacionada con la propensión a las cardiopatías. Tras examinar a doscientos mil sujetos de ascendencia europea, el estudio mostró que entre quienes tenían genes que determinaban una baja estatura había también un mayor número de casos de enfermedad arterial coronaria. Parece extraño, pero los investigadores descubrieron que los genes que determinan la estatura actúan también sobre el colesterol y los triglicéridos de la sangre. Así que esos genes que reducían la estatura de algunos participantes elevaban también significativamente su nivel de colesterol.

Otra área importante del estudio genético, en la que sin duda se seguirá investigando, tiene relación con las estatinas, un grupo de fármacos utilizados para reducir el colesterol. Se ha visto que las personas con un mayor número de genes poco favorables, por así decirlo, obtienen más beneficios del tratamiento con estatinas: el nivel de colesterol desciende, y las tasas de enfermedad cardiovascular se reducen casi a la mitad. Descubrir el papel de cada gen tal vez nos permita saber exactamente a quién tratar y con qué medicamento.

Una enfermedad importante y muy común que aumenta considerablemente el riesgo de cardiopatías es la hipercolesterolemia familiar. Quienes la padecen tienen unos niveles de colesterol LDL extremadamente altos, y, a consecuencia de ello, sufren obstrucciones arteriales a edad más temprana de lo habitual. En algunos casos, sufren una cardiopatía o un ataque al corazón antes de los veinte años. Estas personas heredan uno de los genes que impiden que el colesterol LDL se una a su receptor para ser expulsado de la sangre, de modo que se queda flotando en ella y daña los vasos sanguíneos.

¿Y hay algún gen protector? Desde luego que sí. De hecho, la forma en que cada cuerpo responde al ejercicio puede estar determinada hasta cierto punto por los genes: hay variantes genéticas que provocan que algunas personas eliminen grasa corporal con más facilidad que otras, lo cual podría contribuir además a reducir el riesgo cardiovascular.

Tal vez haciendo una predicción genética de riesgos, podamos pronosticar si alguien es propenso a sufrir una cardiopatía y posiblemente calcular el grado de riesgo antes de que desarrolle la enfermedad. Las ecuaciones que tienen en cuenta la edad, el sexo, la tensión arterial y el colesterol, así como los antecedentes familiares, pueden hacer una estimación de las probabilidades de que alguien sufra del corazón en el plazo de unos diez años.

A pesar de los beneficios que ofrecen, las pruebas genéticas tienen un lado un poco oscuro. Siguen siendo bastante caras. Es posible que, en aquellos países en que son los pacientes y sus familias quienes han de correr con los gastos, no estén a su alcance los potenciales beneficios de estas pruebas, ya que, sin ellas, podría no ser viable una terapia génica dirigida.

Otro inconveniente es cómo repercutirían en el tema de los seguros. Si las compañías aseguradoras tuvieran acceso a nuestra configuración genética y supieran el tipo de enfermedades que somos propensos a desarrollar, tal vez limitaran la cobertura para ellas. Otro tanto puede decirse de los seguros de vida. Es una cuestión potencialmente discriminadora, y tendenciosa desde el punto de vista ético.

De modo que, en pocas palabras, es difícil saber con precisión qué genes determinan la enfermedad cardiovascular, y se sigue haciendo todo lo posible por obtener más información. Si esas investigaciones nos permitirán utilizar medicamentos expresamente dirigidos o detectar antes la enfermedad todavía está por ver. Lo que no debemos perder de vista es que los genes son los responsables, como mucho, de la mitad del riesgo de enfermar; la otra mitad está en nuestras manos.

ENFERMEDADES CARDIOVASCULARES GENÉTICAMENTE EMPARENTADAS

La primera enfermedad cardíaca de la que se identificaron los genes fue la miocardiopatía hipertrófica familiar. Pronto le siguieron otras cardiopatías relacionadas con alteraciones de la frecuencia cardíaca que crean una propensión a sufrir súbitamente un paro cardíaco. Varias de estas afecciones están asociadas con un mismo gen, a diferencia de lo que veíamos en el caso de la enfermedad arterial coronaria, en la que influyen decenas de ellos.

Tuve una vez un paciente que sabía muy bien hasta qué punto pueden hacer los genes que un corazón enferme de gravedad. Tenía poco más de cuarenta años y llevaba una vida muy saludable. No tenía elección. En su familia, eran muchos los que padecían una forma grave de cardiopatía denominada miocardiopatía dilatada. Nos sentamos a hablar en su habitación sobre la posibilidad de implantarle un corazón artificial; estaba en lista de espera para un trasplante, pero la enfermedad había empeorado y no podía seguir esperando. Su hermano estaba sentado a su lado. Tenía en el centro del pecho la cicatriz vertical característica de una operación a corazón abierto. Hacía cuatro años se había sometido a un trasplante de corazón a causa de la misma enfermedad. Su padre había muerto de repente sin haber cumplido los cuarenta años. Era una herencia familiar... que ninguno de ellos quería.

La miocardiopatía dilatada es una enfermedad que provoca que el músculo cardíaco se expanda y que el corazón se agrande y pierda firmeza, por lo cual deja de bombear la sangre como es debido, y quienes desarrollan esta patología acaban sufriendo insuficiencia cardíaca. Alrededor de un tercio de los genes que se han relacionado con este tipo de cardiopatía fabrica células anómalas que fallan. La genética no es la única causa de esta enfermedad del miocardio, pero cuando examinamos a quienes la padecen, muchos de ellos tienen en común los mismos genes que la causan.

Una razón por la que es tan importante la genética de la miocardiopatía dilatada es la posibilidad de detectar si alguien más en la familia tiene riesgo de padecerla. Si es así, podemos estar atentos a su evolución y procurar tratamiento en una fase temprana. Otra es que los genes que especifican esta enfermedad son «fuertes». La mayoría de los genes que la codifican son dominantes, lo que significa que basta una sola copia heredada del padre o de la madre para desarrollarla.

La miocardiopatía hipertrófica es otro tipo frecuente de enfermedad del miocardio, que en este caso, en lugar de expandirse y perder firmeza, se hincha igual que los bíceps de un culturista. El corazón se hace tan grande que no puede bombear la sangre con eficacia por falta de espacio. Y como las arterias coronarias tienen que realizar un gran esfuerzo para abastecer de sangre a la enorme masa muscular, se pueden producir una buena cantidad de pequeños y silenciosos infartos.

Una de las características más preocupantes de la miocardiopatía hipertrófica es que puede provocar ritmos cardíacos peligrosos que hagan que el corazón se detenga bruscamente. Esta es la causa más común de muerte súbita en atletas jóvenes. De ahí que muchos clubs deportivos del mundo entero examinen a todos sus deportistas para ver si están en riesgo.

Entre el 60 y el 70 % de los individuos que padecen esta enfermedad poseen genes que producen células miocárdicas anómalas. Hay alrededor de quince genes distintos que codifican esta enfermedad, y, también en este caso, es importante que toda la familia de quien la padece se someta a las pruebas pertinentes.

Durante el tiempo que me dediqué a la cirugía cardiotorácica pediátrica, vi a bastantes pacientes con una enfermedad llamada síndrome de QT largo. Hay una niña a la que recuerdo especialmente. Tenía solo diez años, y estaba jugando en el patio del colegio cuando de repente se desplomó. Afortunadamente, los profesores reaccionaron con rapidez y comenzaron a practicarle la reanimación cardiopulmonar. Cuando llegó la ambulancia, los paramédicos conectaron el cuerpecito de la niña a un monitor y vieron que tenía una frecuencia cardíaca muy peligrosa llamada fibrilación auricular, por la cual el corazón, en lugar de latir, se agita. Le aplicaron en el pecho las palas eléctricas para enviar un impulso al corazón y hacer que volviera a latir con normalidad, pero no lo consiguieron. Al llegar al hospital, la conectamos a una máquina de corazón-pulmón mientras varios médicos más intentaban que su corazón recuperara la frecuencia normal.

El miocardio se contrae por el impulso de su propio sistema eléctrico gracias a los iones que entran en la célula y salen de ella. Al moverse, transmiten una descarga eléctrica que hace que la célula se contraiga. Es similar a lo que ocurre si tocas por descuido una valla eléctrica: los músculos del brazo se contraen. Pero en las personas afectadas por el síndrome de QT largo, los minúsculos canales por los que viajan los iones en una y otra dirección no son normales, y es muy probable que esto trastorne seriamente la actividad cardíaca.

Examinar a otros miembros de la familia para detectar la presencia de esta enfermedad significaría poder tratarlos antes de que sufran un colapso. Las pruebas genéticas que se realizaron posteriormente revelaron que el hermano pequeño de la niña tenía los genes de la enfermedad, y a los dos se les implantaron desfibriladores internos para que si el ritmo de sus corazones era peligroso en algún momento, recibieran una descarga eléctrica inmediata que les salvara la vida.

El aspecto más problemático de estos tipos de cardiopatía hereditarios es que si tenemos los genes de la enfermedad, es difícil esquivarlos. No obstante, los estudios genéticos nos han dado la posibilidad de afinar mucho y crear medicamentos dirigidos expresamente a actuar sobre el producto de un gen. Por ejemplo, se ha creado un fármaco que actúa sobre una de las proteínas defectuosas de la hipercolesterolemia familiar. Y aunque no existan todavía medicamentos de ese tipo para estas otras patologías, es algo que posiblemente se conseguirá en el futuro y que se considera el santo grial de la investigación de los genes y sus interacciones.

LA NUTRICIÓN

La genética no es lo único que podemos agradecer a nuestros padres. En un proceso denominado programación, son las madres el factor influyente. El fundamento teórico de la programación es que si estamos expuestos a algo en el útero, ese algo condiciona los procesos corporales de un modo que nos afectará el resto de nuestras vidas. En las últimas décadas, se ha investigado extensamente qué nos sucede antes de nacer y cómo nos predispone a sufrir problemas cardíacos o de otro tipo en la vida adulta.

La mayor parte de las investigaciones surgieron a raíz de que hace muchos años se descubriera que los bebés que nacían con muy poco peso desarrollaban cardiopatías en mayor número que los que pesaban más al nacer. La pregunta era: ¿qué nos ocurre en el vientre materno que tenga tal impacto en nuestra salud futura?

Unos niveles altos de colesterol en la madre durante el embarazo pueden afectar al recién nacido a lo largo de la infancia y en su vida de adulto. Si una madre tiene el colesterol alto, la tasa de formación de placa arterial en sus hijos será más elevada que en los hijos de una madre que tenga el colesterol normal. El colesterol no puede atravesar la pared de la placenta, ya que es una molécula demasiado grande, pero se cree que la reacción en cadena que provoca en la madre —la inflamación, como parte de ella— es lo que activa el proceso en el feto.

Los bebés nacidos de madres fumadoras tienen posibilidad de sufrir muchos problemas, entre ellos un menor crecimiento. Fumar está asociado con una subida de la tensión arterial dentro de los vasos umbilicales y de los vasos sanguíneos del cerebro del feto, así como con un flujo sanguíneo deficiente en la aorta del ser que se está gestando. Dada la importancia de la nutrición para su desarrollo, esa hipertensión arterial le impide recibir la sangre rica en nutrientes que tanto necesita. Vemos que, cuando nacen, estos bebés tienen las arterias carótidas del cuello más gruesas de lo normal, lo cual está fuertemente asociado con el desarrollo de cardiopatías.

Cuando la futura madre tiene diabetes o un sobrepeso excesivo, el feto que crece en su vientre puede verse afectado. Son bebés que al nacer suelen pesar más de lo normal; y los bebés de gran tamaño pueden tener niveles anómalos de lípidos, o grasa, en la sangre que ocasionen daños a los vasos sanguíneos durante toda su vida. Estos bebés y sus madres tienen también riesgo de sufrir complicaciones durante el embarazo, algunas de ellas extremadamente peligrosas para ambos. Es posible igualmente que los bebés nazcan con hipertensión, que en ocasiones perdura lo suficiente para causar problemas cardíacos.

Como explicaba al hablar de la genética, el mero hecho de que una madre fume o tenga el colesterol alto no significa necesariamente que el bebé padecerá una enfermedad. Sería un poco injusto, además, atribuir a lo que ocurrió en el embarazo todo lo que se vaya presentando en la vida de una persona. Los sucesivos pasos en el desarrollo de la enfermedad arterial coronaria que provoca ataques cardíacos constituyen un proceso gradual de muchos años. Hay influencias perjudiciales directas que está en nuestra mano cambiar, como fumar, por ejemplo, pero el resto de lo que sucede es mucho más complejo. Por ahora, lo importante es asegurarnos de que la madre gestante esté lo más sana posible, ya que eso es bueno para ella, para su bebé y probablemente para el resto de sus vidas también.

¿SE PUEDE LUCHAR CONTRA LOS GENES?

Nos encanta encogernos de hombros y echarles la culpa a los genes. Ya se trate de nuestro mal gusto musical o de algo más serio, como una cardiopatía, la sensación general es que, una vez que la madre naturaleza nos ha regalado un proyecto de enfermedad, es muy difícil combatirlo. Es lo que decía George, el paciente al que conocimos hace unas páginas, que había llegado a la conclusión de que, si no podemos cambiar los genes, hagamos lo que hagamos no servirá de nada. ¿O tal vez sí?

En 1948 se inició un ambicioso estudio sobre la salud cardíaca, llamado Estudio Framingham del Corazón. Participaron en él 5.209 residentes de Framingham (Massachusetts) y se hizo un seguimiento de su salud a lo largo de toda su vida. Se observó lo que les iba sucediendo a cada uno de ellos y se intentó buscar una relación entre lo que hacían y la presencia o ausencia de problemas cardíacos. Se descubrió una cantidad ingente de información con este estudio, parte de la cual aportó pistas cruciales para combatir la enfermedad cardiovascular.

Pero los investigadores no se contentaron con eso. Para poder estudiar la influencia de los factores familiares y la genética en las enfermedades cardíacas, el Estudio Framingham hizo también un seguimiento de las dos generaciones siguientes, cuyos integrantes estaban en su mayoría emparentados con la primera cohorte. No solo observaron lo que les sucedía, sino que recogieron también muestras de ADN de miles de participantes.

Lo observado en el Estudio Framingham no respalda el determinismo genético o sometimiento forzoso a nuestros genes. Es decir, los genes no son *enteramente* responsables de nuestro destino. Indudablemente son una parte de lo que nos hace como somos y quienes somos, pero, en lo que a las enfermedades cardíacas se refiere, estos estudios epidemiológicos han demostrado con bastante claridad que hay una interacción muy compleja entre los genes y el ambiente. A lo que sometemos a nuestro cuerpo importa.

Otro estudio muy interesante, publicado en 2016, fue una importante llamada de atención sobre lo infundado de resignarnos a nuestro destino genético. El estudio tomó las muestras de ADN y todos los datos clínicos y de estilo de vida obtenidos en estudios de cohorte múltiple como el de Framingham. Analizó a los participantes en busca de los cincuenta genes cuya asociación con las enfermedades cardíacas es bien conocida, y luego los resultados se introdujeron en una ecuación que pronosticaría las probabilidades estimadas de que un sujeto desarrollara una cardiopatía basándose en sus genes.

A continuación se estudiaron otros factores. El primero era: ¿sufrieron una enfermedad cardíaca? Es decir, ¿tuvieron un ataque al corazón, se sometieron a una intervención cardiotorácica, se les implantó algún *stent* o murieron a causa de una cardiopatía? Seguidamente se relacionó todo ello con los factores de estilo de vida más importantes: tabaco, obesidad, actividad física y dieta, y se prestó especial atención a la cantidad de pescado y hortalizas que ingería cada sujeto.

Los resultados fueron sorprendentes. Fue un estudio decisivo, pues mostró que, aunque alguien tuviera numerosos genes que lo predispusieran a una cardiopatía, un estilo de vida saludable reducía el riesgo cardíaco casi a la mitad. Y esto resultó evidente incluso en el grupo que más genes desfavorables poseía y estaba por tanto en situación de mayor riesgo. En este grupo, al cabo de diez años el 10 % de los integrantes que no se habían cuidado habían sufrido infartos de miocardio, mientras que entre aquellos que habían cuidado de su salud cardíaca, el porcentaje de infartos había sido solo del 5 %. Otro hallazgo notable fue que cuantas más actividades saludables se llevaban a cabo, más disminuía el riesgo cardíaco.

En el caso de trastornos de difícil solución, como la hipercolesterolemia familiar, las pruebas no fueron tan concluyentes. Sin embargo, en este grupo de pacientes que ya presentaban un riesgo extremadamente alto de sufrir problemas cardíacos, añadir a esas condiciones la agresión del tabaco, la diabetes o la obesidad aumentaba considerablemente el riesgo. Aunque los datos sobre qué sucede cuando se evitan todos estos factores no sea concluyente, la impresión general es que hacer ajustes saludables en el estilo de vida repercute favorablemente en la salud.

No necesitas ser esclavo de tus genes. En casos como el de la enfermedad arterial coronaria, la interacción entre nuestros genes y el ambiente es compleja, y eso es un regalo. Es un regalo poder darle un vuelco a nuestro destino genético. Si, como al menos la mitad de nosotros, tienes esos genes o antecedentes familiares que te colocan en situación de riesgo cardiovascular, el desafío es cuidarte con especial esmero, porque la ciencia nos dice que el esfuerzo vale la pena.

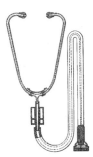

CAPÍTULO 12

CÓMO HABLAR DE TU CORAZÓN

*Aquel que estudia medicina sin
leer un libro navega por un mar incierto,
pero aquel que estudia medicina sin
pacientes ni siquiera se hace a la mar.*

William Osler,
médico

En medicina, el arte de redactar una historia clínica consiste básicamente en saber alentar a alguien a contar su vida. La mayor parte del tiempo, basta con escuchar, y en ese escuchar aparece la respuesta. A veces es necesario animar con delicadeza al paciente a que cuente los entresijos de su vida para poder averiguar juntos qué medidas es necesario tomar. En la facultad de medicina se nos enseñó casi desde el principio a escuchar y a sonsacar. La recompensa a la destreza en este aspecto de la práctica médica es que, si escuchamos con atención, el paciente nos conduce al diagnóstico. Es un arte que con los años vamos perfeccionando cada vez más.

Poco después de terminar la carrera, pasé un semestre haciendo prácticas en el departamento de urgencias. Es el lugar donde más importancia tiene lo que cuente el paciente, porque es la primera vez que lo vemos y de entrada no disponemos de ningún análisis que nos facilite la tarea; es necesario preguntar, escuchar y dejarse guiar. En cierta ocasión, un caballero de edad avanzada había llegado en ambulancia. Al pie de su cama, su ficha médica decía «Traído en ambulancia. Hija dice que más confundido», usando las clásicas frases a medias que utiliza el personal sanitario para ahorrar espacio y tiempo.

Entré en su cubículo, me presenté y luego cometí el error de preguntar: «¿Qué lo ha traído hoy al hospital?». Me miró como si fuera tonta de remate: «¡Pues la ambulancia!». Sin haber aprendido de mi error anterior, le pregunté entonces: «¿Por qué llamó a la ambulancia?», y nuevamente frustrado por la insustancialidad de las preguntas, dijo: «¡Yo no llamé a la ambulancia! ¡La llamó mi hija!». Y volví a morder el anzuelo: «¿Por qué llamó su hija a la ambulancia?». Expresó una vez más su frustración: «¡No sé! ¡Tendrá que preguntárselo a ella!».

El gran médico sir William Osler, que insistía en la importancia de hablar con los pacientes y escucharlos, creía que era necesaria una buena comunicación entre médico y paciente, pues, de lo contrario, se arriesgaban a que no fuera posible descubrir qué requería exactamente la situación. Conducirse en el sistema sanitario puede ser, como poco, abrumador. Es complejo, al igual que las enfermedades, los tratamientos son complicados y siempre andamos justos de tiempo. Pero el sistema sanitario existe también fuera de los hospitales y de las consultas de los médicos, y hablar de la salud entre nosotros, fuera del marco estrictamente médico, es muy importante. Aprender a hablar con soltura y confianza sobre nuestro cuerpo o qué conductas son saludables nos permitirá tal vez despojar de su frecuente carácter secreto algunos temas de salud.

HABLEMOS DE SALUD

La enfermedad cardíaca de las mujeres es un gran secreto. Hace casi diez años que la Fundación Australiana del Corazón se propuso lograr que las mujeres tomaran conciencia de la situación, y empezó por preguntarles si pensaban que las enfermedades cardiovasculares tenían alguna relevancia en su caso, es decir, si eran algo de lo que tuvieran que preocuparse. Al principio de la campaña de sensibilización sobre estas enfermedades, que son la principal causa de muerte en las mujeres, solo dos de cada diez creían necesario preocuparse por ellas. Incluso casi diez años más tarde, las mujeres siguen sin recibir el mensaje de que su corazón es importante. En la actualidad, solo tres de cada diez mujeres australianas piensan que las enfermedades cardíacas sean un problema que les deba preocupar.

Aparte de la interacción cotidiana con los compañeros de trabajo o con aquellos con quienes nos relacionamos en nuestra vida personal, las redes sociales y las plataformas digitales de Internet nos ponen en contacto con los demás como nunca antes había ocurrido. Lejos de ser simples plataformas en las que compartir vídeos de gatos o fotos de familia, las redes sociales tienen un formidable potencial en lo referente a la salud. Una de las posibilidades más interesantes que nos ofrecen los foros de Internet es la de promover la salud, ya sea difundiendo información médica o aclarando dudas y brindando apoyo, o recibiéndolo de gente como tú que tenga ciertos conocimientos o de los *coach*. Los foros relacionados con la dieta y la pérdida de peso son un buen ejemplo de grupos de personas como tú que pueden facilitarte información y apoyo. Hay incluso algunas comunidades en la Red que ponen en contacto a científicos y médicos con los pacientes. El cáncer de mama (#bcsm) y el cáncer de pulmón (#lcsm) en las redes sociales son dos grandes entidades que reúnen a pacientes y médicos con un objetivo común.

En general, cuando vemos en ese mundo global la colaboración que se ha establecido en temas de salud, resulta obvio que esa relación con personas afines puede aportarnos información, apoyo social o recursos para ocuparnos personalmente de nuestra salud. Los estudios empiezan a confirmar lo beneficioso que es contar con el apoyo de un grupo de personas que se encuentren en situación similar a la nuestra, pero, además, este tipo de interacción tiene un gran potencial como impulsora de conductas saludables.

Los beneficios tan asombrosos que obtenemos al hablar de la salud se pusieron de manifiesto en un estudio estadounidense publicado en *Annals of Internal Medicine* sobre la diabetes, en concreto. Me llamó la atención, porque la diabetes es un serio problema para quienes tienen dolencias cardíacas. El estudio se centraba en un grupo particularmente vulnerable en lo que a esta afección se refiere, la población afroamericana, que suele tener menos control de la diabetes y sufrir más complicaciones relacionadas con ella, entre las que están la enfermedad cardiovascular y renal.

El estudio ofreció un incentivo económico a algunos pacientes para que se ocuparan ellos solos de controlarse la diabetes, a fin de contrastar luego los resultados con los de otros pacientes con la misma enfermedad que contaban con el apoyo de otros diabéticos. Emparejaron a aquellos a los que les costaba cuidarse con otros que tenían la diabetes más controlada. El resultado fue que los pacientes que habían recibido las indicaciones y el apoyo de un compañero diabético consiguieron un control mucho mayor de la glucosa en sangre que los pertenecientes al otro grupo, que habían cobrado por hacerlo. Fue un ejemplo claro de los efectos de entablar una conversación y de que establecer un sentimiento de camaradería puede contribuir a resolver problemas de salud.

Otro ejemplo de la importancia del apoyo entre iguales es el que se exponía en una columna muy interesante que leí en *The New York Times* escrita por la doctora Pauline Chen, que habla sobre médicos y pacientes. Contaba el caso de un caballero en lista de espera para un trasplante de hígado. Comprensiblemente, estaba muy preocupado: ¿conseguiría un hígado a tiempo?, ¿soportaría la operación?, ¿tendría la fuerza física y psicológica para salir adelante? La doctora Chen escribía: «En su desesperación, me dijo, se había puesto en contacto con varios pacientes que ya se habían sometido a un trasplante. "Fue eso lo que me dio la confianza de que todo saldría bien –dijo–. Ustedes los médicos habían respondido a todas mis preguntas, pero lo que de verdad necesitaba era oír hablar de trasplantes a personas como yo"».

En el hospital donde trabajo, a los pacientes que llevan un dispositivo de asistencia ventricular y están a la espera de una intervención se los pone a prueba en el gimnasio de rehabilitación cardíaca. Acuden a él para fortalecerse y seguir sanos mientras esperan el trasplante, y trabajan con más vigor que muchos de nosotros. Pero un efecto añadido de ese ejercicio es que lo hacen en grupo, hablan entre ellos de sus problemas y se apoyan unos a otros. Estando en ese gimnasio y viéndolos ayudarse entre sí, me di cuenta con claridad de que la información que se transmitían y el compañerismo que se daba en este club tan singular eran exactamente igual de importantes que lo que pudiéramos decirles nosotros, los profesionales de la salud.

Ya sea contándonos unos a otros lo que nos ocurre y cómo lo vivimos, bien en los grupos de apoyo de las redes sociales o en un gimnasio de rehabilitación o bien lanzando campañas como hace la Fundación Australiana del Corazón, lo cierto es que el conocimiento es poder. Sacar de los despachos médicos las conversaciones sobre la salud cardíaca y dejar de hablar en voz baja de que alguien tiene «el corazón estropeado» nos da el poder de interesarnos por cómo cuidar de este corazón tan precioso y de tomárnoslo en serio.

EL CASO DE BILL

Estaba a punto de empezar a operar un jueves por la mañana cuando una de las cardiólogas del hospital abrió la puerta del quirófano y me dijo: «¡Necesito que vengas a la sala de cateterismo, rápido!». No tuvo que decir más; normalmente eso significa que un paciente ha sufrido un paro cardíaco y hay que conectarlo a la máquina de corazón-pulmón para salvarle la vida. Todos los que estaban en el quirófano sabían que era urgente.

Crucé corriendo varios pasillos y llegué a la sala de cateterismo. Allí encontré a Bill; tenía solo sesenta años, y se le había parado el corazón mientras estaba en el departamento de urgencias. Se había despertado con dolor en el pecho aquella mañana pero se había ido a trabajar; en el trabajo el dolor había empeorado y, asustado por lo que pudiera significar, había llamado a una ambulancia. Había tenido el corazón parado más de treinta minutos; lo mantenían vivo una máquina que le presionaba rítmicamente el corazón y un respirador que le hacía llegar aire a los pulmones. Pero no mejoraba, así que era necesario tomar medidas más drásticas.

Pusimos manos a la obra rápidamente y le introdujimos dos largas sondas por los vasos sanguíneos de las ingles. La sangre llenó los tubos de la máquina de corazón-pulmón, que sustituyó la función de su corazón maltrecho. Empezó a estabilizarse, pero estaba muy grave. Lo que vimos en el ecocardiograma era preocupante: el corazón apenas se movía y tenía un ritmo peligroso. Un equipo de más de diez médicos y enfermeras nos apresuramos a detectar y resolver el problema.

Al inyectarle el contraste en las arterias coronarias, vimos de pronto en los monitores dispuestos sobre nuestras cabezas cuál era la causa. Había sufrido un ataque cardíaco terrible que le había dañado seriamente el corazón. Los cardiólogos dilataron los vasos sanguíneos obstruidos insertando diminutos *stents*. En cuanto la sangre volvió a circular por las arterias coronarias, el corazón empezó a latir a un ritmo más regular.

En la unidad de cuidados intensivos, su familia escuchó desolada las explicaciones de los médicos sobre lo que había sucedido y lo que había que hacer a continuación. Su hija dijo entre sollozos: «Se lo dije, ¡le dije hace semanas que dejara de fumar y fuera al médico!». Contó que le había oído quejarse de una molestia constante en el pecho, que ella había querido que lo examinaran. Pero no lo hizo; en lugar de eso, acabó conociendo precipitadamente al equipo de cardiología entero. Por suerte, tuvo una recuperación lenta pero satisfactoria. Y consiguió dejar de fumar.

ATENCIÓN: SÍNTOMAS Y CÓMO HABLAR DE ELLOS

Una molestia o un dolor: ¿qué es exactamente lo que debería alarmarnos? ¿Hay síntomas que no debemos ignorar? Con frecuencia, las enfermedades del corazón parecen echársenos encima sin previo aviso, pero sin duda hay detalles a los que deberíamos estar alerta. Son síntomas que pueden darnos la señal de que quizá tenemos algún problema de corazón y es necesario comprobarlo.

- **Dolor de pecho**: es el síntoma clásico al que nos dicen que prestemos atención. Un hombre me contó que era «como tener un elefante sentado encima del pecho». El dolor en el centro del pecho suele ser señal de que el miocardio no recibe suficiente oxígeno, no muy diferente del de los músculos de las piernas cuando hacemos ejercicio. Generalmente, se produce cuando el corazón tiene que esforzarse más de lo debido: al subir las escaleras, por ejemplo. A veces se extiende o irradia a otras partes del cuerpo, como la espalda, el cuello o los brazos. En las mujeres, sobre todo, puede ser un dolor inusual o atípico y empezar en la mandíbula o la espalda.

- **Falta de aliento**: algunas personas con problemas cardíacos se sienten como si estuvieran constantemente corriendo una maratón. Si tienes el corazón enfermo, ya sea por un problema de las arterias coronarias o de una válvula, no puede atender a las necesidades del cuerpo que está en movimiento. La falta de aliento puede ser paulatina, pero si no eres capaz de seguir el ritmo de antes, sin duda ha llegado el momento de que vayas al médico. Si sientes que te falta el aliento sobre todo cuando estás tumbado, ese es otro tipo de dificultad respiratoria que te conviene examinar. En un corazón disfuncional, hay una parte de fluido que retorna a los pulmones cuando estás acostado de espaldas y que te hace toser o jadear por falta de aire.

- **Hinchazón**: cuando el corazón no puede bombear sangre con normalidad, sentimos una presión en la espalda que se extiende hasta los tobillos y los hace hincharse ostensiblemente. Piensa en lo hinchados que puedes llegar a tener los pies al acabar el día, sobre todo si has estado mucho tiempo de pie. Pues bien, eso multiplicado varias veces es la clase de hinchazón de la que hablo.

- **Palpitaciones:** notar los latidos del corazón más de lo habitual, especialmente si son latidos acelerados o irregulares y la sensación no desaparece, significa que necesitas pedir cita para el médico. Si mientras lo sientes te encuentras francamente mal, o te falta el aliento, tienes que ir directamente al hospital. Cuando te ocurra, tómate el pulso en la muñeca; justo debajo del dedo pulgar está el pulso radial. ¿Es regular y rápido? ¿Es irregular? Si consigues llegar al médico mientras te está ocurriendo, quizá pueda captarlo en un monitor cardíaco y hacer un diagnóstico.

- **Te preocupa lo que sientes:** estar preocupados es suficiente razón para pedir que nos hagan un examen. A veces sencillamente sabemos cuándo hay algo en nuestro cuerpo que no marcha bien. Lo mismo si es un pequeño dolor que si te sientes constantemente agotado, habla con tu médico. Aunque lo que sientes no sea más que cierta preocupación o ansiedad, eso en sí es algo que puedes comentar con él.

¿QUÉ ES UN RECONOCIMIENTO MÉDICO CARDIOLÓGICO?

Un reconocimiento médico cardiológico consiste en una serie de pruebas realizadas en orden por un médico o profesional de enfermería experimentado para evaluar si tienes posibilidad de sufrir una enfermedad cardiovascular. Debería empezar siempre por una charla sobre tu corazón, en busca de posibles síntomas, sobre tu familia y lo que haces en favor (o en contra) de tu salud cardíaca. Es una buena ocasión para hablar del tabaco o la necesidad de bajar de peso, si son temas que te preocupan.

La parte física del reconocimiento tiene el propósito de examinar tu peso. Ya comenté que el índice de masa corporal era muchas veces de poca utilidad, pero la proporción cintura-cadera sí puede ser útil. Se te debería tomar la tensión arterial y extraer, de paso, una gota de sangre para medir la glucemia, o nivel de azúcar. Por último, es importante realizar un análisis de sangre para comprobar el nivel de lípidos, o grasa. Por lo general, todo esto se hace en ayunas, para que no influya en los valores lo que hayas comido (aunque fuera «bajo en grasas»).

¿Quién debería hacerse un reconocimiento médico cardiológico? La mayoría de los estudios y grupos de salud cardíaca respondería que cualquiera que tenga más de cuarenta y cinco años. En general, probablemente sea una respuesta bastante razonable. Ahora bien, todo el mundo debería saber qué tensión arterial tiene. A la mayor parte de las mujeres que toman la píldora anticonceptiva se les toma la tensión una vez al año cuando se les renueva la receta.

En un examen aleatorio que se llevó a cabo en Australia durante la Semana del Infarto Cerebral, los resultados fueron escandalosos: un 38 % de los hombres y un 26 % de las mujeres tenían hipertensión. Es una prueba que se tarda en realizar literalmente un minuto, y dado que la hipertensión no presenta síntomas en la mayoría de los casos, la única forma de estar seguros es levantarnos la manga y dejar que nos midan la tensión arterial.

El otro grupo que debe hacerse un reconocimiento cardíaco es el de las madres primerizas, en especial aquellas que hayan tenido hipertensión o diabetes durante el embarazo, pues se sabe que tienen mucho mayor riesgo de desarrollar diabetes, hipertensión o cardiopatías en algún momento posterior de sus vidas. Si estás entre ellas, te recomiendo que tomes por costumbre hacerte una revisión cardiológica cada vez que le hagan una revisión a tu bebé.

Por último, también aquellos que no tienen ningún síntoma deberían hacerse estas pruebas. Y si sabes que tienes un alto riesgo de sufrir una cardiopatía o experimentas algunos síntomas, son razones más que suficientes para que vayas al médico a hacerte una revisión incluso antes de cumplir los cuarenta y cinco.

No disponemos todavía de ninguna prueba mágica que nos permita evaluar las probabilidades de que una persona que, por lo demás, esté sana y en forma vaya a tener problemas de corazón. Los electrocardiogramas, ecocardiogramas (ultrasonidos) o angiogramas coronarios por tomografía computarizada son de muy poca utilidad en aquellos que parecen estar sanos según los criterios habituales para la evaluación de riesgos. El mayor problema de estas pruebas es que quizá no detecten una enfermedad cardíaca incipiente. Además, en el caso de la tomografía computarizada, habría que añadir a la falsa tranquilidad que puede darnos la prueba los problemas que pueden derivarse de la exposición a la radiación o de una alergia al agente de contraste empleado en ella.

EL OBJETIVO ES LA PREVENCIÓN

Como en el caso de la hija de Bill, que había rogado a su padre que fuera al médico una semana antes de que sufriera un paro cardíaco, todos queremos prevenir o al menos minimizar las enfermedades cardiovasculares mucho antes de que arraiguen. El objetivo de saber cuál es el estado del corazón es, de entrada, hacer cuanto podamos para que esté lo más sano posible. O si tienes un problema cardíaco, intentar repararlo antes de que cause un problema más grave, como un infarto de miocardio.

Prevenir es posible cuando se dispone de información. Así que, armado con lo que acabas de aprender sobre el corazón, empieza a hablar. Dile a la gente lo fabuloso que es este órgano y cuéntales todo lo que pueden hacer para cuidar de él. Dile a tu médico que te importa de verdad tener un corazón sano y que quieres fortalecerlo todo lo posible. Dite a ti mismo que te mereces sobradamente el esfuerzo.

CÓMO HABLAR CON TU MÉDICO Y HACERTE ENTENDER

Ninguno deberíamos infravalorar el conocimiento íntimo que tenemos de nosotros mismos. Hace años, no era algo que habitualmente se valorara. La relación médico paciente estaba dirigida y dictada por el primero, y del segundo se esperaba que asintiera a todo. Los pacientes solían poner su vida en manos del médico, y esto contribuía por muchas razones a crear una relación un tanto paternalista. Recuerdo a un profesor de anatomía, un cirujano muy anciano, que me contó que, cuando empezó a trabajar de médico, su palabra era ley.

Afortunadamente, los tiempos han cambiado. No estamos aquí solo para combatir enfermedades, y no hay un «ellos» (los pacientes) y un «nosotros» (los médicos). Hemos pasado a lo que llamamos «atención centrada en el paciente». No se trata de ignorar el juicio de los médicos ni de ignorar al paciente; de lo que se trata es de trabajar juntos. No es combatir la enfermedad, lo que hacemos; ayudamos a alguien que desafortunadamente tiene una enfermedad.

Ir al médico o al hospital puede resultar abrumador. Todos conocemos la sensación: nos sentimos abochornados, insustanciales, no queremos hacerle perder el tiempo a nadie. A veces tememos que no nos tomen en serio, quizá porque ya nos ha ocurrido en el pasado. La jerga incomprensible, las pruebas y la confusión se añaden al hecho de que estamos preocupados por lo que sea que de entrada nos haya llevado a estar allí.

Cuando es tu salud lo que está sobre el tapete, tu experiencia es insustituible: tus síntomas, tus preocupaciones...; ninguna prueba se puede comparar a todo eso que es tuyo, personal e intransferible. Habla de ello con la mayor franqueza posible, y también de cuánto te preocupa, pues tal vez sea la pieza del rompecabezas que ayude a hacer un diagnóstico o, por el contrario, el médico te tranquilice porque no hay razón para que estés preocupado, y eso contribuya a disipar tu ansiedad. Cuanto más abiertamente hables de lo que sientes, más precisa será la información de que dispondremos para saber lo que te sucede.

Y lo mismo puede aplicarse a los médicos; deberíamos escucharte y hablarte abiertamente. Es responsabilidad mía explicarte con claridad lo que le ocurre a tu corazón para que puedas entenderlo, permitirte que hagas preguntas y contestarlas lo mejor que pueda. Si no sé la respuesta, es mi deber averiguarla para poder dártela. También lo es entender que no tienes tiempo de estar enfermo y ayudarte a planificar la vida que vas a llevar fuera de las paredes del hospital.

Pero ¿y si tienes la impresión de que al médico no le interesa lo que le cuentas? Es un verdadero problema para muchos. Yo misma he estado sentada delante de un médico preguntándome si había oído una sola palabra de lo que le había dicho. Es una sensación bastante frustrante. Si echo la vista atrás, me acuerdo de lo insignificante y frustrada que me sentía y de lo preocupada que estaba porque quizá con su actitud estuviera pasando por alto algo importante.

¿Qué puedes hacer para que se te escuche? Habla con seguridad, con decisión, de tu cuerpo y de tu salud. Di qué te preocupa y por qué y escucha la explicación que se te dé. A veces facilita las cosas que alguien te acompañe, sobre todo si el problema está relacionado con algo serio, como es tu corazón. Cuando estamos preocupados, se nos olvida, como poco, la mitad de lo que nos dicen. Conviene tomar notas. Yo tengo por costumbre anotar todo aquello que necesito recordar, y cuando veo a un paciente hacerlo, sé que los dos estamos captando lo que nos queremos comunicar.

Manejarse en el sistema sanitario puede ser abrumador para cualquiera. Encuentra un médico que te merezca confianza y aboga por tu corazón. Lo mejor para cuidar de su salud es que lo hagáis juntos, tu médico y tú. Habla con decisión y reclama lo que tu corazón necesite. Es demasiado valioso para no hacerlo.

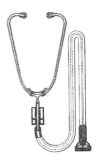

CAPÍTULO 13

EL VIAJE DEL CORAZÓN: DE DÓNDE VENIMOS Y ADÓNDE VAMOS

*El momento de reparar el tejado
es cuando el sol brilla.*

John F. Kennedy,
expresidente de Estados Unidos

La historia del corazón y los que trabajan en él es un asunto muy serio. A pesar de la tecnología de que disponemos en la actualidad, la valentía de los pacientes y la genialidad de los investigadores, es importante tener presente que la prevención sigue siendo la mejor medicina. Sin embargo, como la tasa de enfermedades cardiovasculares sigue aumentando en el mundo entero, algunas de las mentes más brillantes del momento buscan la manera de salvar los corazones heridos.

Cuesta creer que la cirugía cardiotorácica se practique desde hace solo unos sesenta años. Lo mismo podría decirse de la mayor parte de la medicina moderna. Casi a diario oímos hablar de algún descubrimiento portentoso que ofrece nuevos medios para combatir la enfermedad. Desde sus comienzos relativamente recientes, la ciencia y la medicina cardíacas han evolucionado con mucha rapidez, y lo siguen haciendo.

DÓNDE EMPEZÓ TODO

La cirugía cardiotorácica no existió hasta mediados del siglo xx. Antes de eso, no había otra opción que coser las heridas del corazón lo más rápido posible antes de que el paciente pereciera. Innumerables personas que nacían con una cardiopatía o la desarrollaban en algún momento de su vida morían por esta causa, pues los médicos no disponían de la tecnología necesaria, no contaban con medios para reparar un corazón roto.

Eso sí, no era porque no se hubiera intentado. Un ejemplo de primitiva genialidad era una técnica de taponamiento que empleaban los cirujanos para tratar los «agujeros» del corazón de niños que tenían el rostro azulado por la falta de oxígeno. Los primeros cirujanos abrían al paciente, localizaban el agujero con el dedo y cosían lo más rápido posible los tejidos que lo rodeaban. Muchos pacientes, como no es de extrañar, perdían la vida durante la operación.

Fue a finales de los años cincuenta y comienzos de los sesenta del siglo xx cuando un grupo de cirujanos de Minnesota empezó a idear formas de parar, básicamente, el corazón para poder repararlo. Practicaron en principio una técnica llamada de «circulación cruzada», en la que, en un acto supremo de amor y altruismo, el padre o la madre del pequeño paciente se prestaba a hacerle de máquina de corazón-pulmón. Se los conectaba con tubos, y el padre o la madre mantenía a su hijo con vida. Hasta la fecha, la cirugía cardíaca facilitada por la circulación cruzada es una de las pocas operaciones con una mortalidad potencial del 200 %.

Al mismo tiempo que la circulación cruzada era el centro de atención, había grupos de cirujanos en Minnesota, Filadelfia y Boston que trabajaban incansablemente en la creación de las primeras máquinas de corazón-pulmón. Las máquinas de derivación cardiopulmonar eran de enorme tamaño; tomaban sangre del paciente, le añadían oxígeno y la devolvían a él. A la vez, había cirujanos que habían practicado ya el arte de detener los latidos del corazón y luego volver a ponerlo en marcha. Esto significaba que, al fin, iba a poder operarse un corazón quieto, que no sangraba, y que los pacientes iban a tener una oportunidad de curarse. Unos años más tarde, en 1967, un cirujano llamado Christiaan Barnard practicó el primer trasplante de corazón en el hospital sudafricano de Groote Schuur, en Ciudad del Cabo. El paciente se llamaba Louis Washkansky.

Desde finales de los años sesenta, la cirugía cardiotorácica tuvo un desarrollo explosivo. Problemas médicos que en un tiempo habían sido inevitablemente mortales ahora podían tratarse. Se salvaban vidas; se mejoraban vidas. Que todo esto ocurriera hace solo cincuenta años es extraordinario. Cada vez que a lo largo de los años he hablado con mis colegas veteranos, me han contado que, cuando eran adolescentes, el trabajo de cirujano cardiotorácico ni siquiera existía. En los últimos cincuenta años aproximadamente, la forma de tratar el corazón ha progresado y evolucionado en múltiples sentidos y continúa haciéndolo.

Cuando empecé a trabajar en cirugía cardiotorácica siendo muy joven, todo me dejaba admirada, pero los trasplantes me interesaban en particular. Me resultaba infinitamente fascinante que fuera posible extraerle a alguien el corazón y reemplazarlo por otro. En el curso de las primeras semanas, se practicaron dos trasplantes, a dos pacientes que tenían incorporado un dispositivo de asistencia ventricular —el corazón artificial del que ya te he hablado—. Uno de ellos tenía el corazón conectado por unos tubos, introducidos a través del abdomen, a la consola que impulsaba el latido. Hacía un ruido tremendo, silbante, cada vez que el aire comprimido operaba la bomba. Después del trasplante, el paciente me dijo que echaba de menos el ruido constante de la consola porque, según me explicó, «cuando lo oía, sabía que estaba vivo».

Diez años de trabajo en esta especialidad es un tiempo relativamente corto, pero los cambios en la forma de tratar el corazón han sido continuos. Cada día que transcurre aprendemos algo nuevo y somos capaces de plantearnos soluciones que un momento antes eran impensables. El corazón no es particularmente diestro en curarse solo, hasta la fecha; los daños suelen ser permanentes. El sueño de que un corazón pudiera curarse por completo él solo hubiera sido descabellado hasta no hace mucho, pero es un sueño que en estos momentos empieza a ser realidad. El «si fuera posible» ha dado paso al «cuándo».

Si pudiéramos ver el futuro, ¿qué veríamos en lo referente al corazón? ¿Serán los trasplantes una práctica del pasado? ¿Se habrán erradicado las enfermedades del corazón con una pastilla o una vacuna? ¿Se habrán producido cambios en la salud pública gracias a medidas como el impuesto sobre el azúcar, y tendrán los mismos efectos que el control del tabaco? ¿O, por el contrario, seguirá aumentando el contorno de cintura de la población y nos veremos abocados a un crecimiento catastrófico de las enfermedades cardíacas?

LAS CÉLULAS MADRE Y EL PEZ CEBRA

Ya en 2001, la Fundación Británica del Corazón utilizaba los peces cebra para curar corazones. Suena un poco disparatado.

Lo cierto es que, superficialmente, somos muy diferentes de esos preciosos peces tropicales, pero, en realidad, no solo tenemos más en común con ellos de lo que parecería a simple vista, sino que además necesitamos desesperadamente algo que tiene el pez cebra: la capacidad para regenerar un corazón dañado.

El corazón humano es tan primordial y singular que si las células cardíacas están irreversiblemente dañadas, mueren. Y cuando mueren, se acabó; no pueden renacer, no pueden regenerarse. He visto muchos corazones que estaban irreversiblemente dañados, normalmente a causa de un infarto de miocardio. La zona del corazón que ha sufrido la lesión es un áspero parche blanco de tejido cicatrizal. Del mismo modo que se nos forma una cicatriz en la piel después de hacernos un corte profundo, se forma en el corazón.

El mayor perjuicio de esa cicatriz es que no contribuye en nada a la acción de bombeo. Y una vez que se forma, se queda para siempre; no volverá a ser un músculo cardíaco sano ni con el tiempo ni con pastillas. Una vez que el daño está hecho, es definitivo. Los seres humanos, en nuestra evolución, desarrollamos un cerebro de gran tamaño y la habilidad de utilizar unas manos muy diestras. Hacemos vida social y labramos los campos y caminamos erguidos sobre dos pies. Pero algo que olvidamos desarrollar fue la capacidad de curarnos el corazón cuando está gravemente dañado.

El pez cebra y el ser humano tienen en común una parte considerable del ADN; de hecho, tenemos algunos genes muy parecidos, y de ahí que se esté investigando a conciencia cómo se podrían activar en nosotros los genes que el pez cebra utiliza para reparar y regenerar su corazón deteriorado. Hasta ahora, los genes reparadores del corazón no están debidamente activados en el ser humano. Cuando el corazón se nos estropea, lo que hacen nuestros mecanismos de reparación se parece más a poner una tirita sobre un corte profundo: alivian el daño en alguna medida, pero no puede decirse que el corazón quede como nuevo.

El resto del cuerpo no es así. El revestimiento del intestino puede regenerarse y las células sanguíneas se renuevan, por término medio, cada varias semanas, algo que estos tejidos consiguen por un proceso de maduración de las células precursoras, que son como una versión inmadura de las diversas células corporales. Hay células precursoras de los glóbulos rojos, por ejemplo, que empiezan a madurar y adoptan su forma definitiva al estar expuestas a una serie de hormonas.

Es frecuente oír hablar en las noticias de las células madre como cura potencial para muchas enfermedades y lesiones. Una célula madre es un tipo de célula muy especial que no está aún diferenciada en célula de la piel o del corazón, por ejemplo, y es capaz de convertirse prácticamente en cualquier célula del cuerpo. Básicamente, cuando reciben una señal, que generalmente les envía una especie de hormona, crecen o maduran y adoptan la forma definitiva. Hay dos tipos básicos de células madre: embrionarias y adultas.

Las células madre embrionarias se obtienen por lo común, con el debido permiso, en las clínicas de fertilidad cuando un óvulo fertilizado se ha dividido varias veces y forma una pequeña bola de células madre llamada zigoto. Estas células son verdaderos lienzos en blanco y pueden formar prácticamente cualquier célula del cuerpo. El problema es que no son fáciles de conseguir, como puedes imaginar; están sujetas a un reglamento y consideraciones éticas muy estrictos.

En cuanto a las células madre adultas, todos las tenemos. Probablemente las más conocidas sean las de la médula ósea, pero en realidad hay pequeñas células madre por todo el organismo.

La mayor parte del tiempo, salvo cuando se ocupan del desarrollo o la renovación frecuentes de los tejidos, de la médula ósea o el intestino, por ejemplo, estas células se limitan a vivir en el cuerpo, aletargadas, durante toda nuestra vida.

Un avance muy emocionante conseguido recientemente en la investigación con células madre es que los científicos han encontrado la manera de hacer que nuestras propias células retrocedan en su evolución, y luego volver a programarlas como si fueran células madre embrionarias. Se denominan células madre pluripotentes inducidas, o, lo que es básicamente lo mismo, células del cuerpo revertidas a células madre que los científicos inducen a convertirse prácticamente en lo que quieran (pluripotente significa que tienen «potencial múltiple»). Las células se cultivan tomando unos milímetros de piel, lo que significa que son células del paciente, idénticas en su estructura genética.

Esas excélulas de la piel, revertidas ahora a células madre, pueden estimularse para que se conviertan en miocitos cardíacos, o células miocárdicas, genéticamente idénticas a las células ya existentes en el cuerpo del paciente. A partir de aquí, pueden utilizarse para recomponer corazones enfermos, o, al menos, podrá hacerse en un futuro muy próximo.

El avance de las investigaciones con células madre ha sido lento hasta hace muy poco, cuando se descubrió la posibilidad de producir células madre pluripotentes. Los resultados cuando se ha investigado la posibilidad de utilizarlas para las enfermedades cardíacas han sido variables. Y no necesariamente porque no sirvan, sino porque hay muchos factores en juego que crean complicaciones, entre ellos cultivar las células y trasladarlas a su destino, y luego que las células «arraiguen» bien, se desarrollen y por último funcionen correctamente.

Una de las mayores dificultades es conseguir que las células madre implantadas sobrevivan y se desarrollen adecuadamente en el corazón. Se publicó en una de las principales revistas de cardiología, *Circulation*, un estudio realizado en Israel por un grupo de cardiólogos investigadores que vieron que las células madre que había en el miocardio podían causar más inflamación y entorpecer más el mecanismo miocárdico de bombeo cuando era la propia lesión cardíaca lo que las inducía a actuar.

La investigación continúa, pero todo parece indicar que llegará un momento en que podremos reparar los corazones rotos dándoles células nuevas y sanas. Los resultados conseguidos hasta el momento son prometedores, y tal vez en un futuro no muy lejano podamos emular la magia del pez cebra y reparar y regenerar los corazones dañados.

¿SERÁ POSIBLE CREAR UN CORAZÓN NUEVO?

En los años noventa del pasado siglo, la fotografía de un ratón de laboratorio al que le había crecido en el lomo lo que parecía una oreja humana dio la vuelta al mundo y provocó opiniones encontradas: la imagen repelía o maravillaba. Aunque ver a un ratón cargar con una oreja a la espalda resultaba un poco perturbador, pensé que era también innegablemente fascinante. Significaba que existía la posibilidad de que la ciencia, si lo necesitábamos, nos fabricara un dedo o una oreja de repuesto, hechos de nuestras propias células, y un cirujano nos los cosiera al cuerpo. Y una cosa es una oreja, capaz sin duda de cambiarle la vida a una persona, pero un órgano nuevo podría salvarle la vida. Todos los años muere gente que espera un trasplante. En Estados Unidos hay a diario alrededor de veintidós pacientes a los que no les llega a tiempo el órgano donado que esperan y que les salvaría la vida. Y quien tiene la gran fortuna de recibir el maravilloso regalo de un órgano nuevo está obligado a pasarse el resto de su vida tomando medicamentos inmunosupresores para ocultarlo a las células inmunitarias, siempre vigilantes. Es necesario engañar y confundir al cuerpo para que deje en paz al órgano trasplantado y este pueda tener salud y una larga vida, lo mismo que su receptor.

¿Y si pudiéramos resolver dos problemas a un tiempo? En lugar de tener que esperar el órgano de un donante, ¿te imaginas que pudiéramos fabricarlo? Y, todavía mejor, si pudiéramos hacerlo con las propias células del paciente, lo que significa que el corazón estaría hecho literalmente de él, no necesitaríamos «engañar» al sistema inmunitario.

¿Suena a ciencia ficción? Quizá ya no por mucho tiempo. En 2017, un individuo estadounidense cultivó células cardíacas en una hoja de espinaca en un laboratorio de Massachusetts. El método parece una receta de cocina, así que es necesario seguirlo paso a paso. Y créeme, la hoja tiene su importancia.

Como en cualquier buena receta, tenemos que empezar por los ingredientes. Aquí es donde intervienen las células madre. Antes que nada, hacemos (o recogemos) células madre a las que se les pueda enseñar a desarrollarse y a dividirse en células del corazón, los miocitos cardíacos. Podrían crecer y crecer, pero tienen que hacerlo de un modo ordenado; necesitan una estructura que les sirva de base, y aquí es donde entra la hoja de espinaca.

Si sostienes una hoja y la miras al trasluz, verás que está recorrida por una fina red de vasos no muy distinta de la que hay en nuestro cuerpo. Cuando las células miocárdicas se colocaron sobre la hoja, se desarrollaron a lo largo de esta estructura natural, de esta especie de espaldera que las constreñía y les servía de guía. En otros contextos biológicos en los que se crean órganos o tejidos, esa estructura puede estar hecha de muchos otros materiales, incluso de plástico.

La hoja cumplía además otra función importante, que era la de comportarse como los vasos sanguíneos del corazón, asombrosamente finos y muy difíciles de reproducir en el laboratorio. El corazón depende de unos vasos sanguíneos de tan solo diez micrones (una décima parte de un milímetro) para seguir vivo. La modesta hoja de espinaca tal vez haya ayudado a resolver uno de los mayores dilemas de la investigación moderna.

Uno de los aspectos del corazón que a mí más me fascinan es que las células miocárdicas latan sin más. Así de simple. Por sí solas, reunidas en grupo o en un corazón, cuando se les suministran nutrientes básicos para la vida, como son el oxígeno, la glucosa y los ácidos grasos, cumplen la función exacta que la naturaleza les ha asignado: se contraen rítmicamente.

Es un paso considerable, claro está, pasar de crear células miocárdicas que viven y laten juntas sobre una hoja u otro tipo de estructura a elaborar un corazón entero. De entrada, porque el corazón no está compuesto solo de músculo, sino también de decenas de otros tipos de células, entre ellas las que constituyen los vasos sanguíneos, las válvulas y el sistema eléctrico del corazón. No solo es necesario crear esas células y hacer que se desarrollen, sino lograr además que se mezclen entre ellas en la proporción correcta y luego crezcan juntas de un modo ordenado, para dar lugar a un corazón.

Ahora sí que parece que hablemos de ciencia ficción. En realidad, podría no estar tan lejos el momento de conseguirlo. El hecho de que hoy sea posible crear células miocárdicas capaces de latir juntas, células funcionales, significa que se ha salvado ya un obstáculo formidable. Como poco, estamos cerca de poder crear partes del corazón, como válvulas o músculo cardíacos que reemplacen las secciones dañadas. Que en laboratorios y hospitales de todo el mundo sea posible reparar un corazón maltrecho no está tan lejos como imaginamos.

¿Qué significaría esto? Para empezar, poder reemplazar secciones enteras de un corazón deteriorado podría restablecer la función normal del corazón entero, lo cual se traduciría tal vez en salvar la vida de alguien. Si fuera necesario un trasplante, el corazón podría recibirse del laboratorio, y no de alguien que ha muerto. Podríamos poner fin a la necesidad de emplear tratamientos inmunosupresores, puesto que ahora el corazón estaría hecho expresamente para su receptor.

«VACUNAS» CONTRA LAS ENFERMEDADES DEL CORAZÓN

El colesterol puede ser difícil de tratar. Como muchos sabemos por experiencia, hacer una dieta para bajar de peso o reducir el colesterol puede resultar complicado por muchas razones. Disponemos de medicación efectiva para reducir el colesterol, pero tal vez sus efectos secundarios nos impidan tomarla mucho tiempo seguido. Además, no a todo el mundo le entusiasma la idea de tomar medicamentos a diario.

A principios de 2017, un grupo de investigadores de la Universidad de Harvard y la Universidad de Pensilvania publicó un estudio muy interesante que se anunció como el descubrimiento de una especie de vacuna contra las enfermedades cardiovasculares. Básicamente, se había descubierto una sustancia que, al inyectárseles a las ratas una sola vez, reducía el nivel de colesterol LDL definitivamente.

En las familias que tienen una alta tasa de cardiopatías se ha descubierto un gen denominado *PCSK9*, que parece ser el encargado de regular el colesterol malo. Este gen puede impedir que el colesterol sea eliminado de la corriente sanguínea y almacenado en algún lugar seguro desde el que no pueda causar daños a los vasos sanguíneos o el corazón. Y la «vacuna» recién descubierta actúa precisamente sobre él para evitar que obligue al colesterol a permanecer en la sangre. Aunque técnicamente no sea una vacuna, actuó como si lo fuera, ya que una sola inyección ofrecía una protección admirable. En los ratones, los niveles de colesterol descendieron lo suficiente para traducirse en una reducción del riesgo de ataque cardíaco de hasta un 90 % en seres humanos. Un nuevo fármaco como este tendrá que pasar aún por muchas pruebas y más investigaciones para garantizar que es efectivo y no comporta riesgos para las personas. Aun así, es un descubrimiento muy emocionante.

Se investigan y crean nuevos medicamentos constantemente. También nos hemos dado cuenta de que los fármacos nos afectan a cada uno de forma muy distinta. En algunas personas, tienen un efecto increíble, y les salvan la vida. A otras, no las benefician tanto y les producen además efectos secundarios. La aspirina es un buen ejemplo: ha salvado muchos corazones, pero no todos; hay quienes sufren un ataque al corazón a pesar de estar tomándola.

El futuro se presenta muy prometedor en lo que se refiere a la creación de medicamentos superespecializados y de eficacia garantizada. Tal vez gire en torno a la medicina individualizada, que a los médicos nos permitirá, gracias a una prueba genética u otro tipo de prueba de laboratorio, recetarle al paciente que tenemos delante el medicamento expresamente indicado para él.

LA EPIDEMIA DE DIABETES Y OBESIDAD

De pequeña, me acuerdo de oír hablar de los niños que morían de hambre en el mundo. Llenaban la pantalla del televisor imágenes de tierras lejanas en las que se veía a niños pequeños con el vientre abombado que morían de hambre en algunas de las comunidades más pobres del planeta. En los países africanos, la diabetes y la obesidad eran enfermedades prácticamente desconocidas. A diferencia de los habitantes de la mayoría de los países occidentales, que comían en muchos casos hasta reventar y se procuraban así una muerte temprana, quienes vivían en los países más pobres del mundo no podían permitirse ni comprar ni producir comida suficiente para sustentarse.

Aunque sigue habiendo gente en el mundo que pasa hambre y sufre desnutrición, la situación está cambiando. En la actualidad, las enfermedades provocadas por un exceso de comida son más frecuentes que las provocadas por la escasez de alimento. Diversas enfermedades que existían principalmente en Occidente han empezado a verse en algunos de los países más pobres de África, Sudamérica y Asia. La Organización Mundial de la Salud ha incluido la obesidad entre los problemas de salud pública más acuciantes de nuestro tiempo.

En 1980 la OMS informó de que la cifra mundial de diabéticos era de ciento ocho millones. En la actualidad, son al menos cuatrocientos veintidós millones. El riesgo que tienen estas personas de sufrir un infarto cerebral o de miocardio es dos o tres veces mayor. En el mismo tiempo, el número de adultos obesos o con sobrepeso se ha duplicado con creces en el mundo entero. Hoy en día, vive más gente en países donde el sobrepeso es un problema que en países donde el problema más acuciante es la desnutrición.

Ni siquiera se puede decir que los prósperos países de Occidente se hayan estabilizado. Cuando estudiaba medicina, nos hablaron de la diabetes. Había diabetes tipo 1, casi siempre una enfermedad de la niñez y la adolescencia debida a un defecto del páncreas que le impide producir suficiente insulina, y diabetes tipo 2, derivada principalmente del estilo de vida, es decir, de la inactividad y la mala alimentación, en la que el cuerpo produce suficiente insulina, pero los tejidos no responden a ella y absorben el exceso de azúcar de la corriente sanguínea. Y la diabetes tipo 2 era principalmente una enfermedad de los adultos de edad avanzada y con sobrepeso.

Desde que terminé la carrera, esto ha cambiado. Ahora, un niño puede tener la forma «adulta» de diabetes, de tipo 2: su cuerpo actúa como el de un adulto sometido a años de mala alimentación y falta de ejercicio. Por otra parte, la carga global creada por la diabetes, la obesidad y la hipertensión, es decir, la tasa de discapacidad y mortalidad derivadas de ellas, sigue en aumento. Son malas noticias para el corazón.

Si no atajamos rápidamente esa tasa creciente de diabetes y obesidad, se avecina un aumento explosivo de las enfermedades cardiovasculares y su primo hermano, el infarto cerebral. Si nuestros corazones pueden tener un futuro bueno, uno malo y uno feo, este es el feo, sin ninguna duda. Y no es porque no se nos hayan hecho infinidad de sugerencias de que nos tomemos en serio la salud y nos cuidemos, con una alimentación más sensata y una vida más activa.

SOCIEDADES SANAS

Cuando un problema de salud es de suma importancia para la sociedad entera, en todos los sentidos, tanto el del bienestar individual como el económico, se toman medidas de salud pública para hacerle frente. Los dos ejemplos más claros de este tipo de medidas fueron las campañas de vacunación y contra el tabaco. Las vacunas se introdujeron para erradicar y controlar enfermedades como la polio y la viruela (entre decenas de otras enfermedades) que suponían un enorme peso para el sistema de atención sanitaria y mataban o dañaban a cantidades ingentes de personas en todo el mundo, y salvaron muchas, muchísimas vidas.

La operación contra el tabaco fue otra campaña de salud pública que obtuvo resultados muy significativos. Si hubiera escrito este libro en los años cincuenta o sesenta del siglo pasado, tal vez habría dedicado un apartado a hablar de mi marca de tabaco preferida y te habría explicado ¡cuáles eran las marcas más sanas! Afortunadamente, hemos avanzado y, en lugar de promocionar el tabaco, los médicos luchamos enérgicamente en su contra. La disminución del número de fumadores ha tenido un impacto notable en las tasas de cardiopatías y de diversos tipos de cáncer, por ejemplo el de pulmón.

A la vista de las epidemias cada vez más extendidas de obesidad y diabetes que ponen en peligro la salud y el bienestar del corazón en todo el planeta, hay medidas de salud pública que constantemente se someten a debate. Ya sea tomando medidas positivas, como crear más parques e instalaciones deportivas o eliminar el impuesto de la fruta y la verdura frescas, o medidas disuasorias, como aumentar los impuestos del tabaco y aplicar impuestos al azúcar e incluso al uso del coche, lo que está claro es que los gobiernos de todos los países tendrán que empezar a hacer cuanto esté en su mano para atajar esta alarmante oleada de enfermedad. Las células madre y las hojas de espinaca tal vez sean nuestro futuro, pero la prevención es, con mucho, la mejor medicina.

UN MÉDICO EN LA MUÑECA

Lo confieso: soy adicta a los dispositivos de alta tecnología. No lo puedo evitar; me dejo arrebatar por la publicidad y, para cuando quiero darme cuenta, soy incapaz de vivir sin mi último artilugio. De todos modos, igual puedo justificar mi última adquisición, pues quizá sea capaz de decirme si tengo el corazón sano o no.

Cuando se puso a la venta, causó gran expectación, como muchos otros productos de Apple. Uno de sus mayores atractivos era que llevaba incorporadas varias aplicaciones «de salud», entre ellas una que monitorizaba el sueño y otra que animaba a su usuario a hacer ejercicio. En realidad, este reloj es uno de los muchos dispositivos portátiles de pequeño formato que hay en el mercado creados con la idea de ayudarte a cuidar de tu salud, con notificaciones y funciones de monitorización para mostrarte y celebrar tus logros.

Una aplicación diseñada expresamente para el Apple Watch puede recibir a lo largo de todo el día datos sobre la frecuencia e intensidad cardíacas de su propietario. Una frecuente alteración del ritmo cardíaco denominada fibrilación auricular, que como ya he explicado puede ser asintomática pero que tiene importantes consecuencias para el corazón, es uno de los problemas sobre los que este dispositivo tiene la intención de alertarnos. La fibrilación auricular interrumpe la circulación de la sangre y puede provocar un infarto cerebral. La aplicación lo reconoce, y en el futuro será capaz de avisar al usuario para que vaya al médico.

Se trata de un nivel de detección muy elemental; sin embargo, es algo que hasta hace poco no podíamos detectar o examinar de esta manera. En el futuro, cuando dispongamos de más aplicaciones y más dispositivos tecnológicos de pequeño formato, quizá podamos detectar antes las enfermedades cardíacas, tratarlas precozmente e impedir que evolucionen y den lugar a una afección más grave.

La posibilidad de monitorizar de un modo fiable nuestro corazón, en casa o mirándonos la muñeca, e informar luego al médico existe ya hoy en día. La monitorización del corazón que han podido hacer en su casa aquellos que ya sufren una cardiopatía ha sido desde hace varios años una característica de dispositivos médicos como los marcapasos; lo que es nuevo es la monitorización desde casa como medida preventiva. Un marcapasos es una especie de batería insertada, generalmente bajo la clavícula, con un cable y un electrodo que se inserta en el corazón y que le transmite un impulso eléctrico para hacerlo latir a ritmo regular. El primer marcapasos se fabricó en los mismos hospitales que fueron pioneros en la cirugía cardiotorácica. En aquel tiempo, para trasladar a un paciente del quirófano a la habitación, alguien tenía que ir corriendo por el pasillo de enchufe en enchufe con un cable en la mano y enchufar al paciente a cada paso. En la actualidad los marcapasos son diminutos y llevan baterías que duran hasta diez años. No solo no llevan cables, sino que además podemos monitorizar el marcapasos y el latido y el ritmo cardíacos desde un transductor que está en casa del paciente y que envía la información al hospital.

Puede parecer una evolución natural tener la vida entera reflejada en la muñeca o dentro del bolsillo, una simple extensión de la increíble tecnología que tenemos a nuestro alcance; sin embargo, como dicen, la información es poder, y esto es especialmente cierto en lo que respecta a la salud cardíaca. Ser capaces de detectar cualquier anomalía antes incluso de que el paciente note la menor molestia nos da un extraordinario poder. Nadie quiere que sea ya demasiado tarde cuando la enfermedad física se manifieste, y el Apple Watch y la interminable serie de dispositivos comerciales y médicos que sirven de señal de alerta temprana tal vez salven vidas y mejoren nuestra salud cardíaca.

LA MEDICINA EN LA ERA DEL DOCTOR GOOGLE

La incertidumbre de la ciencia no es su defecto, sino su virtud. Más que una falta de conocimientos, no saberlo todo es una buena forma de poder saber más. Incluso los estudios ejecutados con el máximo refinamiento plantean nuevas preguntas, y por tanto el proceso se repite. Me encanta que nunca dejemos de hacernos preguntas y que nunca dejemos de aprender. ¡Queda tanto por descubrir!, y con cada experimento, con cada nueva pregunta, obtenemos respuestas cada vez más acertadas. Que no te dé miedo la incertidumbre; ¡estate contento por lo próximo que podemos descubrir! Para mí, poder aplicar en mi trabajo diario toda esta nueva información tan importante ha sido una inmejorable manera de dar las gracias a aquellos que dedican su tiempo a la ardua y compleja labor investigativa.

Cuando empecé a estudiar medicina, había tal cantidad de información que parecía impensable que quedara aún más por descubrir. Y, sin embargo, desde entonces se han hecho, y se siguen haciendo, algunos descubrimientos asombrosos. La ciencia es maravillosa y evoluciona sin cesar. Cada vez que descubrimos algo, se produce un cambio que puede mejorar seriamente nuestra calidad de vida. Es una época apasionante, en la que cada día aprendemos algo nuevo sobre nuestro cuerpo, la enfermedad y el mundo.

La información es poder, pero saber cómo interpretar o evaluar esa información es aún más importante y nos da un poder todavía mayor. Entender que la ciencia es un proceso, y entender cómo evaluarlo, es de gran ayuda a la hora de filtrar la ingente cantidad de consejos de salud que nos llegan a diario. Cuando somos capaces de comprender lo que se nos dice, y por qué cambia, podemos integrar las partes importantes en nuestra vida para tener un corazón más sano y ser más felices.

Internet le ha proporcionado a mucha gente una plataforma en la que hacer oír su voz. Ha revolucionado la manera de aprender y de enseñar, y ha significado que aquellos que tienen algo que aportar no necesiten tener el título de expertos ni ser personalidades públicas para hacerlo. Si dispones de conexión a Internet, tienes a tu alcance un intercambio de información casi instantáneo. Ahora bien, aunque no hay nada de malo en difundir información *online* sin tener un título médico u otra clase de especialización, también es fácil recibir información equivocada de gente que no tiene un conocimiento muy completo del tema que te interesa. No hay que ir muy lejos para encontrar ejemplos de prácticas a veces perjudiciales que las redes sociales han popularizado.

La información hoy en día está por todas partes; podemos acceder a ella incluso desde el teléfono móvil, y esta avalancha de datos nos permite saber de todo con facilidad, pero significa también que recibimos una gran cantidad de información errada junto con la buena. Cuando aceptas un consejo de salud, ¿proviene de un sitio web acreditado, o es una entrada que circula por las redes sociales? Las redes sociales se prestan a una divulgación parcial de la información. Cuando leas un consejo de salud en Internet, es recomendable que te preguntes quién te lo está dando. Comprueba si es alguien cualificado, si tiene verdadera experiencia y si está afiliado a alguna institución. Si menciona el nombre de una organización, indaga para averiguar de cuál se trata. La mayoría de las páginas web tienen una sección titulada «Sobre el autor».

Los profesionales de la salud nos pasamos muchos años aprendiendo a leer e interpretar acertadamente, analizando cada detalle para decidir si es digno de crédito o no. Se ocultan muchos secretos en el texto a menudo confuso de un artículo de investigación. Como lector del artículo, ya seas médico o el paciente que recibe el tratamiento, es importante desentrañar toda la información.

Las fuentes informativas de confianza suelen remitirnos al artículo original, lo cual es de suma importancia porque, para comprobar de verdad lo fiable que es determinada información, tienes que poder leer la fuente de referencia. Los sitios web de salud importantes, como Health Harvard, WebMD o algunos sitios web gubernamentales te referirán generalmente a la información original para que puedas evaluarla como es debido.

Indaga con interés, lee y asimila los cambios y las explicaciones de la ciencia. Cuestiona la información que encuentres y procura obtener consejo de fuentes acreditadas. Estoy convencida de que si lees más sobre el corazón y te das cuenta de lo maravilloso que es, querrás cuidarlo más todavía.

PREVENIR ES SIEMPRE MEJOR QUE CURAR

La prevención es un aspecto apasionante en las investigaciones sobre el corazón. Poder recomponer un corazón roto es de importancia vital, pero impedir que llegue a romperse es siempre preferible al mejor corazón artificial o la medicina más eficaz. La medicina y la cirugía cardíacas son asombrosas, pero ni siquiera se acercan a lo extraordinario que es un corazón totalmente sano.

Una de las partes más desoladoras de mi trabajo es ver que un corazón, o un cuerpo entero, están demasiado deteriorados para poder repararlos. Es dificilísimo tener que decir «lo siento, pero no podemos hacer nada», a veces porque el paciente está demasiado enfermo y no sobreviviría a la operación, a veces porque la enfermedad se ha agravado tanto que ya no es técnicamente posible operar; en otros pacientes, algún sistema u órgano vital, los riñones por ejemplo, han sufrido tanto daño a causa de la cardiopatía (u otra enfermedad) que una operación sometería a su cuerpo a un estrés excesivo, y las probabilidades de que se recupere lo suficiente para tener cierta calidad de vida son mínimas. Es una de las conversaciones más espantosas que me veo obligada a tener.

El dicho «más vale prevenir que curar» lo dice todo. En un momento en que los avances de la medicina cardiotorácica son tan fabulosos, es difícil tenerlo presente. ¿Significa esto que todos esos formidables avances en el tratamiento de las enfermedades cardiovasculares son una pérdida de tiempo? ¿Deberíamos olvidarnos de ellos y obligar a todo el mundo a hacer ejercicio y a comer bien? No es esa la cuestión, porque incluso a pesar de llevar una vida sana, de tener buenos genes o de lograr una combinación equilibrada de riesgos y soluciones provisionales, habrá quienes sigan desarrollando enfermedades del corazón. Seguirá habiendo gente que fume, que tenga sobrepeso o que desarrolle diabetes en un futuro próximo.

Recuerdo que, en la época en que estudiaba medicina, se entendía normalmente que la forma de combatir las enfermedades era tratarlas, no prevenirlas. Me pregunto si era a consecuencia de todo lo que teníamos que aprender y comprender en un plazo de tiempo limitado o era porque la prevención entraña elementos enormemente complejos que no pueden resumirse en la frase «coma usted bien». La ciencia de la prevención, que incluye la nutrición y el ejercicio, ha avanzado mucho. A los médicos se nos enseña a combatir las enfermedades, que es en realidad la razón de ser de nuestra profesión, pero a la prevención no se le presta la atención que merece. A veces parece que estemos tan agobiados por la montaña de enfermedades que nos resulta extremadamente difícil encontrar los medios para investigar la prevención con la debida seriedad.

En Estados Unidos, el sistema sanitario invierte en la prevención menos de un 5 % del dinero que gasta en salud. Es una cantidad irrisoria; más aún cuando hay estimaciones de que, con solo reducir el consumo de energía (alimentos) 100 kilocalorías al día, se eliminarían potencialmente setenta y un millones de casos de obesidad. Eso es casi el triple de la población de Australia. La cifra no es exacta, y se ha calculado en buena medida por extrapolación, pero a pesar de ello, incluso un cambio mínimo puede tener repercusiones inimaginables en todo el mundo.

Prevenir tiene mucho sentido y nos ahorraría mucho dinero. Pero la responsabilidad de la prevención recae sobre todos: desde los gobiernos y el sector privado hasta nosotros, los individuos. La cuestión es la siguiente: hay enfermedades que no tienen cura, y, cuanto antes se detecten, más fácil será tratarlas. Pero, además, podemos evitar la aparición de otras, y este debería ser nuestro objetivo.

Me llena de entusiasmo y curiosidad qué nos deparará el futuro de la medicina, la perspectiva de operaciones nuevas o de pruebas distintas y más precisas. La idea de que podamos mirarnos la muñeca y saber si tenemos el corazón sano me entusiasma y me tranquiliza. Pero, más todavía, me entusiasma la prevención, la posibilidad de que haya una población de individuos decididos a responsabilizarse plenamente de su vida, que se cuiden de verdad, decididos a prevenir esta oleada masiva de enfermedades cardíacas para no tener que encontrarse un día conmigo en el quirófano.

Ya sea gracias a la prevención, a las células madre o a los corazones artificiales, se nos presenta un futuro luminoso. Cómo de luminoso, es difícil de predecir. La ciencia avanza a pasos agigantados, y las políticas públicas necesitan apretar el paso y sumarse a ella. Quizá dentro de diez años estemos hablando de temas que no existen siquiera como idea en las mentes más lúcidas en este momento. Invertir en nuestro corazón e invertir en la investigación en beneficio de los corazones de todos es, sin duda, uno de los mejores desembolsos que haremos jamás.